大国医

一拍三揉养生经

郭诚杰 著

95岁国医大师珍藏版养生书籍

湖南科学技术出版社

推荐序

　　郭诚杰教授，国医大师，国家级非物质文化遗产项目（针灸）代表性传承人，全国首批500名老中医学术继承人指导老师，国家首批中医药传承博士后合作导师，被誉为"针刺治疗乳腺增生病第一人"。

　　郭老从医70余年，救人无数，弟子遍五洲，桃李满天下，医疗、教学、科研硕果累累，是享誉国内外的中医针灸大师。

郭老不但医德高尚、医术精湛，他的养生理念更是被人所称道。他倡导并践行"合理运动，肠中常清，起居有节，怡情宁心"的养生保健方法，虽然高寿，仍精神矍铄，思维敏捷，步伐轻健有力，每周仍坚持出诊两天。

本书通过一个个真实的故事，将国医大师郭诚杰对中医健康理念的理解与几十年的实践体验告知大家，内容丰富，再现了郭老的运动养生、饮食调养、起居调摄、情志调节的理念与方法，为读者揭示了健康长寿的奥秘。

作为陕西中医药大学毕业的学生，我在30多年前就领略了郭老师的风范，多年来一直得到老师的指导和关照，此次有幸能够先睹郭老养生延年的生动故事，备感亲切。作为学生的我借此作序之际，对郭老表达一份敬意和感恩之情，同时也希望读者朋友们能认真阅读本书，必当受益匪浅。

刘保延

2018 年 1 月 8 日于北京

刘保延：世界针灸学会联合会主席、中国针灸学会会长。

目录

第一章 大师小传

第四章　肠中宜常清

第五章　修身养性益人寿

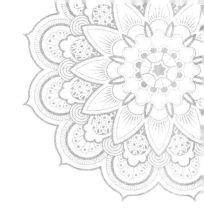

第一章

大师小传

岐黄之路

　　我出生在军阀混战的年代。在幼年记忆里，村里的乡亲们因为自然灾害庄稼欠收，不少人外出逃荒。虽赶上战乱时期物资贫乏，我家却没跟着颠沛流离，这多亏了我大哥。那时候他已经是顶天立地的七尺男儿，整天不辞辛苦地拉着家里仅有的一头骡子到陕北捡别人家地里没收干净的苞谷等旧粮，给全家当口粮，七八天捡的量够全家吃一个星期。

在缺吃少穿的日子里，我稍年长后，母亲就派我到村西边山上挖野菜，将刺棘的叶子混到杂面里蒸馍吃，有时刺都能把嘴扎烂了。过年时，家里孩子不像现在的孩子这么幸福，穿不上一件新衣服。母亲到山上采一把石榴树叶子熬成黑色，把我的旧衣服往黑水里一泡，就是一件新衣。

那时候饿肚子已经很难熬，但也算不上挺不过去的坎儿，因为最难熬的是生病。那个年代生病可不像现在，病了有大夫看，有药吃。那时候人生病，只能"小病拖大病扛，不行就去晒太阳"。有一年我出荨麻疹，母亲用了一个让我至今想起来都觉得不可思议的土办法：她用煤灰、冰片蘸水，在我身上"左青龙、右白虎、前朱雀、后玄武"地乱写一通……幸亏男孩子底子好，最终自然康复了。

可母亲生病就不好熬，因辛勤操持家务，她常年体弱多病，我十几岁就开始帮母亲请大夫。那时候，郭家村方圆三十里内没有大夫，最近的也要到六十里外的富平县城才能请来。请大夫也不简单，难请不说，很多人都没钱请。每次想把大夫请到家里看病，我都要在天亮前两小时就起身，拉上一头驴摸黑赶五六十里路，赶天亮前到大夫家门口，去晚了，就可能被别人接走了。到了大夫家门口，你还不能去敲门，得等着大夫起床，洗漱完毕才能接走。接大夫看病，要给一个大洋，还得管吃顿饭，有的要抽大烟，你也得管上。大夫看完了病，我们还要另给他结算礼金，并毕恭毕敬地把他送回家，趁天黑前再火急火燎地去抓药，一忙活就是一整天。自打那个时候，我便觉得千难万难，不如看病难。如果我能学医就好了，不但可以治病救人，还可以照顾家人。

可现实却击碎了我学医的梦想。为了减轻母亲的负担，十六岁，我得到县城棉花店当学徒。当学徒，能不能干好，全看人机灵不机灵，有没有眼力见儿。那时候县城里的大部分店铺都没有正规的雇佣制度，我在棉花店里干活儿每天都是提心吊胆的，生怕一不小心惹得东家不高兴就把我赶走，所以每天很早我就得起床做一些准备工作，从不敢漏过任何细节，脏活儿累活儿总冲在前面。说是学徒，实际就是个打杂的，不仅要打扫卫生，还要铺床、做饭、烧炕、弄烟、端盘子。东家吃饭，我就得站在一旁，看着他们把碗里的饭吃完了，赶紧帮着再盛一碗……当学徒的日子很苦，一个月下来，我才能领到五个大洋。工资虽不高，却也能让母亲如释重负了。

不知是否是上天的眷顾，在棉花店当学徒的第三年，我有幸与一位老中医相识。这位老中医在棉花店的对面开了一家中药店，这对我来说无疑是千载难逢的学习的好机会。我得空就跑到这位热心肠的老中医的药店里问长问短，向他请教。一来二去，我知道了不少单方验方。有时回老家，碰到街坊邻居有个小病小痛，我还能照方开药，俨然成了"半个郎中"。这样日积月累，我渐渐对中医有了更深的了解和喜爱。

或许命运冥冥之中自有安排。在我二十五

岁时，棉花店东家打牌赌输了一些家产，之后又生了一场重病，病情不断恶化，没有几日工夫便去世了，棉花店铺也就此歇业。但所谓"塞翁失马，焉知非福"。没过多久，丢了工作的我和两个老乡就做起了批发中药材的生意。我们从大药店买来药材到我们自己的店铺里进行加工分销，生意做得风生水起。同时，我还有幸结识了一位医术精湛的陕西老中医，他让我见识到了中医知识的博大精深，更让我发现了自己多年学到的中医知识只不过是"万金油"，杂而不精。

当时陕西名中医沈范白在西安开办秦岭中医函授学校，我在药材贩卖生意上挣到的钱足够负担我的学费，这无疑是千载难逢的机会，我便报了名。说起来那时报名的交费方式还很有意思。由于国民党政府滥发纸币，人们一般不用纸币，而是用面粉代替钱币，学校每学期学费是 8 袋面粉，每袋面 50 斤。我就用 1 个月 2 袋白面的"学费"上了秦岭中医函授学校，开始系统学习中医。我在那所学校上第一门中医课的情景，至今仍像播放电影般影像鲜明地在我脑海里浮现，多少次夜深梦回，我都无比感激命运将我推向中医这条路。

不过，这条路并不是一帆风顺的。从秦岭中医函授学校毕业后，我被分配到富平县庄里镇中西医联合诊所工作。我能到联合诊所工作是因为我用针灸治愈了所长爱人的风湿性关节炎。针灸在中国已有几千年的历史，是中医里一种常用的治病手段。可那时候社会上西医对中医抱有歧视态度，我还是联合诊所里第一个中医大夫。

随后，我被调到富平县医院工作。当时富平县医院的条件非常艰苦，医院就在富平县的一座庙里面，里面有两间房，后面的一间房有五六张床，妇产科连个助产士都没有，都是护士，没有一个中级职称人员。有个南通医学院毕业的西医大夫在富平县医院当儿科大夫，当时全陕西正式的西医院校毕业的只有几个人，所以他当时在陕西是很有名的。我去的时候，他对我的中医身份非常反感，我调进去第一天见他的时候，他就毫不客气地说，是不是混不下去了才到县医院来了。当时听了这话我心里很不好受，但还是觉得不管怎样都要做好自己的工作。从晨光熹微到夜深人静，我利用不接诊的空闲时间见缝插针地学习中医知识和一部分西医知识，希望能够尽快提高自己的医术，早日在诊所里站住脚。

那位西医大夫平日里总摆出一副不可一世的样子，尤其见到我更是趾高气扬，不把我放眼里。有一天晚上，来了一位阑尾炎患者，赶巧那天我和这位西医大夫一起值夜班。这位西医大夫见患者疼得死去活来，不敢接诊，生怕治疗过程中患者万一出现危险，自己还要承担医疗责任。值班大夫就只有我们两个人，给患者治疗的人不是他，就是我。他撒手不管，烫手山芋便自然落在了我头上。在给患者切除化脓的阑尾后，我还给他开了一服薏苡附子败酱散加以调理。后来见患者痊愈，这位西医大夫便转变了以往的态度，开始对我恭敬起来。

人活一世，欲有大作为，首先应进德修业，

而不是活在别人的看法中，惶惶不可终日。这是我认为最好的立身处世之道，而且进德修业中最重要的就是坚持勤学。在我的书房里，一面墙的书柜中整齐地摆放着标有标签的各种医书，还有一本本书写工整的读书笔记。上至《素问》《灵枢》《伤寒杂病论》《针灸甲乙经》等古代医籍，下至针灸临床经验选编及各种针灸杂志，对于精辟观点，重要段、句，我都能熟记背诵。

我不只自己这样做，还会要求弟子们也学理论，上至《素问》《灵枢》，中及《难经》《伤寒杂病论》，再有《千金要方》《针灸大成》等经典医籍，均应详研精读，重要段落、条文还应熟背。我常以《医宗金鉴·凡例》中"医者书不熟则理不明，理不明则实不清，临证游移，漫无定见，药证不合，难以奏效"为训诫，勤习常诵。

我并非智力过人者，是确定适合自己的目标后，比别人花更多的时间和更多的精力，坚持不懈地努力。20世纪50年代，我在西北中医进修学校参加了中医师资学习班。毕业时，作为十名优秀毕业生之一，留校教书。从此，我便开始在陕西中医学院针灸教研室（后名为针灸经络教研室）及其附属医院工作，一直到1987年退休。

陕西中医学院的前身是1952年创建于西安的西北中医进修学校，1959年更名为陕西中医学院，是陕西唯一一所培养高级中医药人才的普通高等院校。那时候我白天出门诊、上课，晚上看书、备课，那段时间由于压力太大，思虑过多，掉了很多头发。但也因为那段艰难岁月，将我引到新的人生路口，迈向科研事业巅峰。

少年家贫，亲身经历缺医少药之难；青年学医，只为让乡亲父老花小钱看好病；中年执教，一心让针灸绝技后继有人；一生行医，默默耕耘七十余年，在临床一线手执银针、把脉开方……我是九十七岁的高寿老人，也是为人师表的大学教授，又是第二届"国医大师"，更是当初那个立志慈悲救人走上中医之路的少年，现在仍满心希望以一技之长为患者除疾祛病，排忧解难。

我的皮内针治疗法

2010 年 11 月 16 日，联合国教科文组织批准将中医针灸列入"人类非物质文化遗产代表作名录"。中国向联合国教科文组织提交的针灸申遗报告中，有一条中医针灸术申遗的理由：针灸在中国已有数千年的悠久历史。事实也的确如此，中医针灸是中国的荣耀，它汲取了中国传统文化的精髓，是名副其实的医学瑰宝。

联合国教科文组织批准将中医针灸列入"人类非物质文化遗产代表作名录"的同时，还确定了中医针灸代表性传承人，全中国仅有四位：除程莘农、贺普仁、张缙三位之外，我也有幸位列其中。

中医针灸代表性传承人的称呼是一种荣誉，起着榜样的作用，责任重大。作为中医针灸代表性传承人之一，我很荣幸在有生之年能有机会把我的看家本领——皮内针治疗乳腺增生病发扬光大，尤其是近几年来乳腺增生的发病率呈上升趋势，中医针灸治疗乳腺增生的优势便显得更加重要。

可能很多人对乳腺增生这种疾病不甚了解，简单来说，乳腺增生就是乳房内长了个肿块，而且伴有疼痛。从中医来说，它的病机主要是肝郁气滞，说白了就是一种"情绪病"。肝主疏泄，人的情绪发泄都跟肝相关。如果女性经常肝气郁结、气郁发火的话很容易得这个病。因为肝藏血、主疏泄，如果肝气郁滞，就会导致血瘀，气血周流不畅。如果经常这样，那么气滞血瘀就会导致肿块形成，即乳腺增生。可见，精神因素对乳腺增生影响很大。

来就诊的患者如果情绪不好，脾气很大，乳腺很疼，一般我都会选择阳陵泉这个穴位。因为患者发脾气容易有肝火，而阳陵泉能疏通肝气，消除肝火。但是针灸治疗乳腺增生不可能一次治好，患者得来医院治很多次，尤其是不远千里从外地来看病的患者，每次来医院都不容易。为了减轻患者负担，让患者能够花最少的钱得到最好的治疗，我就自己专门制作了一种皮内针。皮内针也就是嵌针，将针由内向外平刺入皮肤下，用胶布固定，让患者活动一下，不痛就可以让患者回去了，对外地患者非常适合。

我从 20 世纪 70 年代就开始研究乳腺增生这个病。当时我所在的医院有一条明文规定：各科大夫必须轮科。针灸科的大夫要到内科、外科、肿瘤科去轮科，别科的大夫也一样要轮转。医院这样做是为了让每个医生能在诊疗时不被知识盲区所束缚，对其他专科疾病有基本的了解。

这可苦了我，我被分到肿瘤科的第一天就碰到一位乳腺增生的患者。在此之前我对这个病没有任何经验，弄不好不但解除不了患者的痛苦，还可能会加重病情。我就对她说："我是针灸大夫，你乳腺有肿块，还是等肿瘤科的人上班再来治疗吧。"可患者说她已经疼得受不了了，只要能缓解一下疼痛，她愿意扎针。就这样我给她取了针灸常规穴，扎了针。

第二天患者来了以后说，疼痛减轻了一些。看到针灸有这么好的效果，我打心眼里高兴。接着患者又跟我说，她之前看的其他中医大夫给她开了十几服中药，她喝完那些药后总觉得胃胀不舒服，要我再给她扎扎针。足三里是胃经的主要穴位，可以使胃的蠕动增强，帮助消化，我就给她扎了两侧足三里。次日，她早早来到医院，说胃不那么难受了，好多了，乳腺增生带来的疼痛也大有缓解。

再次来时，她说自己的月经晚了五天还没来，让我再帮她扎一下针。三阴交是足太阴脾经穴位，中医管它叫"妇科三阴交"。患者只要有月经不调、白带异常等妇科疾病，中医大夫都会在这个地方取穴。于是，我就在她的三阴交处施针。

再次来时，她说她出了医院，没走二百米，月经就来了，从这以后再扎了五六次，乳腺就不再疼了。

大部分针灸著作里都没有提到用针灸治疗乳腺增生，所以当我发现针灸有这样的效果感觉很惊奇，还以为这只是一个偶然，猜测可能是其他方面的机缘巧合，并不是针灸把患者治好了。之后，我开始有意识地接触这类患者，反复用这个方法治疗，十个患者能有七八个减轻。

后来遇到忐忑不安的患者来就诊，我都会先安抚她们的焦虑心情，给她们吃颗定心丸，告诉她们："别担心，不算太严重，我治过很多这种情况的了。"后来这也成为我安慰患者的口头禅。

我与乳腺增生这个病过招儿近半个世纪，凭着一手"针药并举"、"针到块消"的绝活儿将这个妇女常见病"收拾"得服服帖帖，这套方法，也被国家认可，确立为标准方案。一枚软软的皮内针，嵌入相应穴位的浅表皮肤里，不痛不痒，活动自如，而之前疼痛的乳房，被刺入的针与相配的药联合强攻，乳腺肿块就犹如风干的杏儿，体积逐渐缩减直至全无，这就是我治乳腺增生的看家本领。

在学习中医针灸的路上，我知道自己只是懂得冰山一角，俗话说："海不择细流，故能成其大。山不拒细壤，方能就其高。"我要活到老、学到老，并希望在我有生之年可以将我这身本领传给更多热爱中医针灸的人，这是一种渴望，更是一份责任。

好大夫的特点：医术高，具仁德

2014 年 10 月 30 日是特殊的一天，这一天在北京人民大会堂举行第二届"国医大师"表彰大会，我被授予了我国中医药界最高荣誉的"国医大师"称号。当我穿着一身唐装、佩戴"国医大师"金牌回到学校，走在西门的杏林大道上时，我真心希望这份荣誉能为在天有灵的母亲带去安慰。母亲生前饱受疾病折磨，从未得到过很好的治疗。我在给母亲请大夫的过程中，也深感看病不易，那时我就立下要学医造福乡亲的小小心愿。母亲去世时我还不是大夫，这是我一生的遗憾，每每念起，我都想要流泪。

为避免更多家庭有这样的遗憾，我在从医路上付出了很大的努力。在我家的客厅里挂着一幅字，上面写着："人有德，医心慈；业思悟，技求精；严律己，宽容人；友诚信，恩图报；知其孝，人之有。"这是我为医为师奉行一生的信条。

我认为当大夫必须有医德，有医德才能体会到患者们的痛苦。只有体会到患者们的痛苦后，才能使出浑身的解数，想方设法把他们的病给医治好。与此同时，为他们最大限度地节省花费。我平时出诊就是这样，每次回老家，也都要跟村里的领导们打声招呼，让他们在广播站广播一下我要免费义诊的消息。这一通知，十里八乡的乡亲们都来了。虽然我经常忙得连饭都吃不上，但我心里高兴，仿佛我给父老乡亲们做的这一切是在弥补这一辈子不能为母亲亲自看病的遗憾。

我给老家人针灸、拔罐和开方抓药时分文不收，在给素不相识的患者们看病时也尽力省钱。我想大部分患者在看病时都会有这样的心理：花最少钱收获最大的疗效。所以我都是根据患者病情开药，能少开就少开，一个方子一般就是二三十元，有的甚至十几块钱，开三五服药就能治病。但有时候我这样的行为反而会给自己招来麻烦，有的患者对我这样的另类大夫并不"买账"，他们见我的方子只花这么少的钱，心里不免起疑：这么便宜的药能管用吗？但我依旧还是我行我素，坚持不改。药管不管用全凭效果说话，如果效果好，患者们自然会信服。相反，本来三五服药就能治好的病，为什么还需要开过多的药，那不是一种浪费吗？

除了帮患者省钱，我还经常为患者垫钱。以前我治疗的一个女患者，因为患有子宫肌瘤，行经时间长，出血量大，导致严重贫血。她在别处试过很多方法，治疗效果都不佳，来到我们医院时已是面黄肌瘦，不成人形。她在医院看病期间，每次找我开完药都会忧心忡忡地问我药贵不贵。我见她脸上略带难色，心里就明白了，她可能有经济困难。后来一打听，果不其然，她自打住院后一直拖欠医药费。每次见患者们为医药费犯难，我这做大夫的也跟着揪心，不自觉想起自己年幼时的经历。我出生在缺吃少穿的年代，小时候吃不饱饭，还没鞋穿，一到冬天，手、脚、耳朵冻得红肿、发痒。这种经历对我身体的影响很大，甚至今日，冬天防护得再好，我一受冷耳朵还是会冻伤。正因为有了这种经历，我更能体会到患者们的难处。所以这位患者再问药贵不贵时，我告诉她，看病最重要，其他先不要管。有一天我悄悄地替她把住院费给垫上了，总共交了三百元，那个时代，三百元可不是一笔小数目，这笔钱相当于我三四个月的工资。后来我一个学生想起这件事儿，问我那位患者是否还了钱。我对学生说："算了，咱条件总比人家好。"

我做这样的事情还不少。有一次，有位来自陕西兴平的三十多岁的王女士，她因患溢乳闭经综合征伴有浆细胞性乳腺炎来找我看病。她得的这种病被称为"不死的癌症"，很难治。她为了治病跑了不少医院，钱也没少花，可就是没有多大改善。在我了解到她家里因为治病已经很困难后，我就给她免了120元的挂号费。因为该患者的用药比较复杂，需要配置专门的外贴药加内服药。内服药我建议她不要在医院购买，而是拿着我开的方子到药材公司批发，这样价格会便宜一些。外贴药我就自掏腰包买药配制，其中有不少名贵药材，一用就是半年。在内外兼治下，这位患者病情才得到了控制。

有人问我，这样不遗余力地帮助患者图什么？我说，什么都不图。以前我母亲在世的时候，家里穷，非要等到身体感到特别不舒服的时候才敢请大夫，而且太贵的药也不敢吃。我看在眼里，痛在心上，恨自己没有能耐为操劳一生的母亲排忧解难。如今好不容易我有了治病救人的能力，一定不能让别人也经历母亲曾经遭受的痛苦。即使现在我当上了"国医大师"，还是不曾忘却初心，时刻留心着患者的各种困难，不改习惯。

当然，做大夫不可能总是一帆风顺，遇到的患者也不可能总是脾气好的。但我深知，做大夫就要有耐心，患者说话再难听，都不要太在意。人在苦痛之中，情绪失控、脾气不佳很正常，做大夫的不要跟着起急，好好跟患者解释就行了。所以，做大夫还必须细心和有耐心，这是很重要的。真正的好大夫都善于体恤患者，并能将他们的情绪化于无形。我也一直不断往这方面努力，每次见到患者走进来，我就先打招呼。当患者坐下后，我就耐心、详细地询问，倾听，等把生活、饮食、心情等都问完，患者见你和颜悦色，哪还有火气？现在有些大夫看病不看人，看都没看，问都不问，几千块钱检查单先开出来了，这种情况下患者有火气并不奇怪。

学医必须专，学识必须博。尤其作为一名中医大夫，最难的就是坚持奋斗。中医几千年来都很重视临床，中医的疗效也是从临床中来的，所以临床是"主战场"。大夫们只学医学上的技巧是远远不够的，还要学人文学、伦理学和心理学。中医认为人有喜、怒、忧、思、悲、恐、惊七种情志活动，七情都可致病，说明情绪对一个人的病情影响极大，所以大夫不要看病不看人，必须看病又看人，在看病的时候还要跟患者们耐心和气地交谈。中医这个职业，没有十年二十年很难有所成就，所以立志成为一名中医大夫的人要耐得住性子，要想功成名就，就要终生奋斗。中医事业是在不断发展的，临床治疗更是如此，所以要成为一名好的中医大夫，就不能故步自封，要随时保持谦卑的态度，不断在继承中创新。

在我心里，"国医大师"的称号虽至高无上，但也只是过眼云烟。作为一名中医大夫，我希望自己可以有医德和良好的医术，以成熟的麦穗那样低调的态度来对待患者，对待学生，对待人生。

耄耋拾忆：我的长寿之道

我从小就不甚健壮，几十年来留下来的照片没有一张可以用"健"字和"壮"字来形容的。我出生的地方孩子们打小就缺吃少穿，再加上体弱多病，瘦小也不足为奇。在往后的日子里，即使生活条件有所改善，也没有放纵到大吃大喝的地步。瘦，用现在流行词儿来说，叫"养生素养"。我这辈子注定了不会给五脏六腑增加太大的负担，这也不失一种益寿之道。

　　说起益寿之道，那就不得不提世界公认的长寿之乡——广西河池市的巴马瑶族自治县，它也是中国第一长寿村。生活在那里的人们虽然数量不多，也就只有二十万人口，但每十万人中就有近四十位百岁老人，多么不可思议！这可是国际上制定的"长寿之乡"标准的八倍多。那里的好多百岁老人不但耳聪目明，腿脚利落，有的还下地干活，上山砍柴，甚至下海捕鱼。他们每天如此精力充沛，连我听了都觉得汗颜，羡慕他们。追本溯源，那他们长寿的秘诀是什么呢？现在公认的长寿因素有四个：一是地理气候，生活环境；二是社会背景；三是饮食习惯；四是不肥胖。其中，"不肥胖"这个长寿因素常常被人们忽略，但它确实是追求养生保健的人们需要注意的一个方面。

到目前为止，我认为在关于如何养生保健以达到延年益寿的目标问题上，《素问·上古天真论》这本书总结的实为养生真谛，里面说："上古之人，其知道者，法于阴阳，和于术数，饮食有节，起居有常，不妄作劳，故能形与神俱，而尽终其天年，度百岁乃去。"

在先辈们养生智慧的基础上，我总结了自己的长寿秘诀：一拍三揉、养肾为先、肠中常清和情志养生。如今我目明齿坚，肢体灵活，八十多岁时还能独自一人远赴新疆和国外旅游，颇有执杖走天涯的豪迈气魄。不仅如此，我现在还在名医馆出诊，偶尔给学生传道授业解惑。活到这个年龄，我觉得自己的生活还是有点质量的，这都要归功于我平日里就重视养生健康。

自我们呱呱坠地起，健康便成为很重要的目标。重视它，就离健康近了一步；忽视它，便离疾病近了一步。如何养生，这就成为我们日常生活中避不开的话题。

我的养生方法很简单。首先来说一拍三揉，这是我根据中医理论，结合陕西关中平原的地域特点和个人爱好，总结出的一套养生保健操。我坚持练习这套健身操已经三十多年。所谓"生命在于运动"，每天早上我都要到公园练这套操，雷打不动。这套操也有自己的口诀：一拍膻中穴，二揉耳朵，三揉腹部，四揉膝关节。当然，还有一个"命门"不可丢。经常练这套操，可以起到调节气血、畅通经络、延缓衰老的效果。

再说养肾。中医认为，肾有藏精，主生长、发育、生殖，主水液代谢等功能，被称为"先天之本"。跟许多养生家把养肾作为抗衰防老的重要方法一样，我平日里也非常重视养肾。我认为养生先养肾，把肾养好，不但可以延缓衰老，还可以强身健体，远离疾病。我算是养肾有方的人，所以到现在我的头发依然少见花白，倒不是我抵抗住了岁月的侵蚀，而是我见自己渐生华发后，更加注重养肾，才有了后来的耄耋华发，再迎来"第二春"。正因为我养肾养得好，除意外掉了两颗牙齿外，我剩下的牙齿都还很坚固，闲来无事时，我还可以用这些牙齿在家嗑坚果类的零食。牙齿好，才能保证我在晚年仍能摄取足够的营养，这对健康和长寿意义重大。除此之外，我现在的骨密度相当于六十多岁老人的骨密度，能保持如此好的骨质，这自然也跟我养肾有方息息相关。

接下来说肠中常清。调节饮食以养脾胃，这是古往今来老中医健身的主要手段。早在《黄帝内经》中，古人就开始注重饮食养生，提出"饮食有节"的养生观点。我本人非常认可中医上讲的"脾为后天之本"，因此，我所食所饮必须先考虑到脾胃的受纳和运化能力，尽量减轻脾胃的负担。在九十三岁那年，我不幸被诊断出患有直肠癌，但我最终成功地打败了肿瘤，恢复了健康。由此我就得出了教训：要想健康长寿，就要有一个好肠道；要想有个好肠道，就必须做到肠中常清。为了达到肠中常清，我在饮食上会有这样的原则：早餐要吃好，晚餐要吃少、还要吃的早。饮食品种多样化，饭菜烂糊一点，食凉一点，饭要稀一点，吃时慢一点，吃的量少一点，蔬菜多一点，饭菜味道淡一点。

　　说到肠中常清，还得说说我的作息时间。休息好了，肠道功能才能正常。我的作息时间非常有规律，尤其是退休后的这几十年，虽然每周依旧出诊，但我养成了有规律的作息。这些年下来，我几乎不用钟表提醒，体内的生物钟就会准确地告诉我该起床了或该上床睡觉了。

　　最后说一下情志养生。长寿最简单有效的方法，就是保持乐观的心情。我以前听过一句话："一份愉快的心情胜过十剂良药。"我觉得特别有道理，尤其对于老年人，保持心情舒畅对健康尤为重要。

　　养心是养生的最高境界。你可能会说，生活充满了酸甜苦辣，要想养心谈何容易？是，人是很复杂的动物，喜怒哀乐，样样都要经历。我且不说养心的难和易，我只想讲个我亲身经历的事情。随着我母亲和孙女相继去世，在经历了子欲养而亲不待和白发人送黑发人后，我极力克制哀痛，为了避免悲伤情绪给健康带来不利的影响，我就以阅读、收藏和书法来转移注意力，调节情绪。多年后，当我再回顾那段灰色往事时，我日益明白，依然活着的人要向前看，争取过好当下的每一天，不能总往回看，被负面情绪牵着鼻子走，否则受伤的就是自己。

小时候我见亲戚家的小朋友有个不倒翁玩具，不论我怎么施加外力去晃动那个不倒翁，它总是呈现乐呵呵的模样。虽然那个不倒翁只是个没有生命的玩具，但它却成为我长大后每次经历风吹雨打时就想起的形象，我觉得做人就应该像那个不倒翁一样，知足常乐，勇敢面对生活。要做到知足常乐，就要学会笑对人生，最起码不要总生气。生气对健康百害而无一利。当然，知足并不代表着无所作为，要想获得满足感，还是需要我们在生活中找到让自己有成就感的事情，像我，即使已经到了退休的年龄，我还是愿意出诊。治病救人是我这辈子的追求，再辛苦再累我心里高兴。

八十一岁只身赴新疆旅游

咸阳是座历史悠久的文化古城，两千多年前秦始皇定都咸阳，使这里成为"中国第一帝都"。我在咸阳活了大半辈子，从雄鸡报晓到万家灯火，无时无刻不在感受着这座古城的浓厚的历史气息。

不知道是不是久居古城的缘故，我对中国的大部分古城都兴致勃勃，其中最让我感兴趣的当属楼兰古城遗址。楼兰作为西域古城，曾经是古丝绸之路的必经之地，这就与咸阳有了密切的联系。咸阳是古丝绸之路的第一站，而楼兰则是古丝绸之路客商集散的重镇。提到楼兰，我脑海里就不禁浮现出一幅幅远古时候的画面：往来不绝的各国商队，水草肥美的荒漠绿洲，美丽壮观的城市建筑，金碧辉煌的岩壁画，绚丽无比的精美丝绸……可令人遗憾的是，这个曾经盛极一时的历史名城如今早已淹没在无边的沙漠之中。楼兰的兴盛与消亡，给这座古城披上了神秘的外衣，也让我坚定了"有朝一日，不破楼兰终不还"的决心。

那年我八十一岁，虽然早在六十七岁时就退休了，可仍旧坚持在陕西中医药大学附属医院出诊。在每个周二、周五的上午，我至少要看十个患者，如果碰到远道而来或者家里有困难的患者，于心不忍，都会一一应下来，坐诊时间就会更久。

一天下午，我如往常一样晚下班，走在回家的路上，闷热的天气让我的心情略显烦闷。突然，我脑海里冒出一个想法：去远处走走，去楼兰古城遗址看看！在有生之年，趁着自己还有气力，一定要去这个神秘的地方看看。

不过，转念一想，如果我把这个想法告诉我的儿子，估计他十之八九会反对。要是他反对的话，那我多年的念想就会付之东流。

回到家，我还是把想法告诉了儿子。果不其然，他担心我这么大岁数还跑去那么远的地方，万一再出点什么事儿，那就不好了。儿子好说歹说，可仍旧断不了我远行的念头。最后我只能选择下下策：不辞而别。在收拾好必要的细软后，第二天我就悄悄地出发了，走的时候还给儿子留了一封遗书，在遗书的封面上写着：四十天后如果我还不回来你再拆开；如果回来了，你就把信还给我。

写这封信，我有两层意思。第一，怕自己没有给家人任何交代就离家出走，家人着急；第二，怕自己在远行的路上出事儿，再也回不来。当然这也是我最不愿意见到的结局。

就这样，我开始了一个人的旅程。

我在数不胜数的名胜古迹中独自前行，途经堪称"世界艺术宝库"的敦煌莫高窟、万里长城最西端的嘉峪关、以泥塑著称于世的天水麦积山石窟，以及塔克拉玛干沙漠。每到一个地方，都被它们厚重的历史气息所感染，感动之余，便是惊叹。尤其汽车在绵延千里的塔克拉玛干沙漠中行进时，我分明听到封存已久的大地密语哗一下奔泻而出。一沙一风，都诉说着这片土地上曾经上演的故事。

就在我沉浸于窗外的满地黄沙时，汽车内突然一阵骚动，我见三四个人围在我正前方离我有四个座位远的地方，那个方向不时传来痛苦的呻吟声，好像有人生病了。我一向热心肠，踉跄地走过去一瞧，才发现那个座位上的维吾尔族妇女不知什么原因突然腹痛难忍，脸色煞白，额头上还冒出细密的汗珠。我告诉不知所措的围观者们我是中医大夫，可以给这位维吾尔族妇女看一下病。他们立马配合地腾出空间，让我专心看病。在辨证后，我告诉这位妇女她的情况很可能是急性胃肠炎造成的，幸好我出门时带了一些备用的应急药物，于是转身回到自己的座位上，从包里给她取出药物，又向周围的人借了一瓶矿泉水，给这位妇女服下。没过多久，这位妇女的疼痛就大大缓解了。临下车前，这位妇女为了感谢我，还热情地塞给我一包晒干的天山雪莲。据说天山雪莲是新疆的特产，具有除寒痰、通经活血、壮阳补血、暖宫散瘀等功效，对治疗月经不调、风湿性关节炎、腰膝软弱、肺寒咳嗽等有明显效果。它生长于海拔三四千米的地方，多见于山谷、山坡、水边、石缝、草甸，常常三到五年才能开花结果，其种子随风飘散，是可遇不可求的珍贵药材。

在去楼兰古城遗址之前，我先成全了自己的西游记情结——去一趟充满西域风情的"女儿国"。令人感到可惜的是，国家为了保护"女儿国"古遗址和精美的文物，不让游客随便进去。可我从陕西省八百里秦川腹地不远千里地跑到新疆，就这样与"女儿国"失之交臂，着实可惜。

在希望渺茫之际，我抱着试试看的态度去找了库尔勒的卫生所所长，跟他说明了我的想法。这位所长人很好，当时就开着他的吉普车送我去。我们在狂风乱沙里行驶了十五公里，终于到了"女儿国"。

"女儿国"真实的样子与我想象中的大相径庭。我想象中的"女儿国"虽够不上富丽堂皇，但也可以称得上雄伟壮观，可站在真实的"女儿国"里，能称得上雄伟壮观的恐怕只有它的城墙。城墙高而厚，由黄土搭建起来，断壁残垣处能看出城墙内部全是沙土。我眼前的"女儿国"在占地面积上也和我想象中大有不同。我想象中的女儿国应该是地广辽阔的样子，可真实的"女儿国"占地面积只有普通中学那么大。在想象和现实碰撞后，我倒没有失望，反而对这片呈现出一派荒凉之象的黄色建筑着了迷。你看，在终年狂风怒号的恶劣天气下，沙土砌起来的城墙居然能够几百年屹立不倒，这难道不是一大奇迹吗？

为了纪念我到"女儿国"一游，我还自编了一个顺口溜：

车轮刨沙轮方转，摇晃颠簸行运慢。

振动噪音惹人烦，沙刨土起天地暗。

车内灰尘常扑面，人体床面不相连。

水平坐上乱飞窜，谨防碰头颈椎断。

口干舌燥实难言，瓶口对嘴有困难。

咬牙常有沙粒干，停车方便行不见。

提包不知跑哪边，车内笑我没经验。

害我整夜长思念，天明帮我都找见。

一夜不得五分眠，男行小便多方便。

尿已随风飘旁边，女人小便更麻烦。

沙尘常钻会阴间，今非昔比交通便。

当年唐僧取经还，不知多少艰难险。

如此受苦为哪般，只缘楼兰这梦幻。

（2001年8月19日写于库尔勒古城"女儿国"）

告别"女儿国"，我就奔向距库尔勒市三百五十公里的楼兰古城遗址。一路上，我心潮澎湃，心想，终于要见到我心心念念的"楼兰"了。它的建筑是不是依旧雄伟壮阔？它的气质是不是依旧旷古凝重？我像个孩子一样，对此迫不及待！

汽车快到"楼兰"时，大老远我就认出了它。走近后，才发现整个楼兰古城遗址几乎全部为流沙所掩埋，它的城墙也是用黏土与红柳条相间筑成的。即使这样，"楼兰"依旧壮观。一座座黄沙堆起来的宫殿平地而起，风格迥异，错落有致。外围的城墙也如"女儿国"的城墙那样，不知像强壮的士兵一样站多少个日夜。

"楼兰"早已没有了醉人的杯盘酒盏，没有了华美的布匹丝绢，只留下千古不变的清冷残月，一座世人惊叹的古城遗址，一团埋没于黄沙之中的历史之谜。对这团历史之谜，世人也只能通过这里出土的汉文、卢文文书及丝毛织品、简牍、五铢钱、生活用具等珍贵文物窥见过去的辉煌。

这不得不让我想起咸阳。咸阳有个咸阳塬被人们称为"埋葬人类财富最多的土地"。当地有这样一种说法："金疙瘩，银疙瘩，比不上咸阳塬上的冢疙瘩"。"咸阳"和"楼兰"在这里给我们留下了最珍贵的记忆与财富。

这趟旅程共用了二十八天，远不到遗书上写的四十天。等我回到家，儿子既生气又高兴，责备我说："爸，您以后千万不要这样了，这回真的让我们担心坏了！"不过责备归责备，儿子对我还是充满了关切，不停地问我身体是否有不舒服的地方。我说没有，身体跟离家前一样好。儿子笑着跟我说："爸，还是您养生有道啊！八十一岁高龄，一个人去新疆那么远的地方，身体完全吃得消，还能平安回到家，换作是别人，可不一定做得到！"儿子说得对，我身体如此硬朗，全是因为多年坚持养生的结果，而我的养生方法几乎都来自我从医六十多年的经验总结。

第二章
一拍三揉

自创延年益寿保健操

　　说到养生，不得不提"药王"孙思邈。孙思邈是我国古代著名的医学家、养生大家，活了101岁。他医术精湛，医德高尚，还非常重视养生。他在《千金方》中的大部分养生方法到现在人们还在学习使用。我出生在孙思邈的故乡，自然从小就对孙思邈的那些养生观点耳濡目染，比如孙思邈提倡人们要"发常梳、目常运、齿常叩、面常洗、腰常摆、腹常揉"等。

我每天都坚持做这些养生动作，发现对身体的健康大有裨益。

在孙思邈养生方法的基础上，我五十多岁时还自创了一套养生保健操，每天早上六点钟我都会到离家最近的小公园里花上四十分钟做这套保健操，并且已经练了近四十年。这套保健操只有两个关键的动作：拍和揉。在拍和揉时结合特定的穴位，这样长期做下去，就可以达到延缓衰老的效果。

可能有很多人对这套操是否可以延缓衰老满脑子都是问号，因为它看上去只是在身体特定的某些部位拍一拍、揉一揉那么简单。但是，这其实是一套完整的养生保健操，而且还被人传开了，并且有了自己的名字。原来我做这套保健操的时候，只是为了强健自己的身体，后来我在北京卫视某一档节目上给观众演示这套保健操以后，节目的导演一看我拍膻中穴、揉耳朵、揉腹部、揉膝关节，就给它起了这样一个名字：一拍三揉。就这样，一拍三揉这个名字便传开了。

别看运动方法简单，但是做下来获益真不少，弟子们看我有这么好的身体，都不自觉地模仿起来。有一次我们省的副省长因为身体不舒服来找我看病，与我谈话过程中，还不时夸赞一拍三揉这套保健操简单易行、有强筋健体的神奇作用，值得中老年人学习。

话说回来，一拍三揉拍哪儿、揉哪儿实际上都和中医理论有着密不可分的联系。我从事针灸工作六十余年了，所以一拍三揉里融合了我多年的针灸经验，尤其是把针灸经络、穴位与脏腑的理论结合在了一起。

有句老话："命要活得长，全靠经络养。"经络是沟通人体脏腑、气血的通道，它遍布全身，纵横交错，并调控人体的生理功能。通经活络，可以延缓器官衰老。如果经络不畅，人就容易产生疲劳感，甚至生病。

所以在一拍三揉里，拍就要拍在经脉循行的部位上，揉则主要揉几个穴位。通过拍和揉来激发人体的经脉之气，经脉之气得到调节后，脏腑之气也就得到了调节。

我自创的这套一拍三揉保健操可以促进全身诸脉气血的运行，长期坚持做，不但可以强身健体，使人体阴阳平衡，还可以延年益寿，远离老年疾病。

拍膻中穴宽胸理气

人生有两大最痛苦的事情。一件是子欲养而亲不待。自我懂事起，我母亲就备受疾病折磨，每天我看着她用羸弱的肩膀坚强地撑起一个家，为家里大小事务操劳，生了病还不能得到及时的治疗，这让我萌生了学医的想法。可当我学有所成，拥有了救死扶伤的能力的时候，她却没有能够等到这一天。

　　另一件则是白发人送黑发人。在我脑海里一直盘旋着这样一幅画面：当我老的那天如期而至，我的孙子和孙女们会带着自己的孩子们在全年最热闹的春节那天，来到我家。四世同堂齐聚，客厅里响起笑声，年老的看孩子玩耍，年轻晚辈们则负责张罗全家人的吃喝。我常常在脑海里勾画这个画面，这个令我心驰神往的幸福未来。可就在我孙女三十六岁那年，一场突如其来的车祸夺走了她年轻的生命。她是我最爱的孙女，从三岁起就和我一起生活，终日朝夕相处，其乐融融。在她生命中的每一个重要阶段，上小学、上中学、上高中、上大学、找工作，以及找对象、结婚、生孩子，我都陪在她身边，从未错过。可她却不幸被刚学会开车的人撞亡了，这让我的梦永远蒙上了灰色的阴影。

每每想起这两件事，我都要承受蚀骨之痛。原来就算当了六十年的大夫，见识并治愈了世间各种疑难杂症，也治愈不了心里受的伤，这估计是人世间最难治疗的一种疾病，就算用尽灵丹妙药，也只是药石罔效。失去至亲，虽然痛，可是活着的人还是需要继续生活下去。

活，就要活出意义，活出健康来。我记得在办完孙女的丧礼后，我成天到晚待在家里，一个人在家里难过。那段时间，无论是来访的人，还是家里人，没有人在我面前提到孙女的名字，更不敢提有关她的任何敏感字眼，他们怕我年龄大了承受不住。就这样，我在家大门不出二门不迈，难过了一个星期后，才重新走进诊所，开始面对外面的世界。

可是我的情绪并没有好转多少，我总觉得胸前压着一块沉重的石头，闷得我只想大口大口地呼吸窗外面的空气。每当这时候我就用手掌拍打胸部，胸部这里有个穴位——膻中穴，拍打这个穴位人会觉得舒服些。在以前，每逢我心有不快或闷闷不乐时，也会拍打这个穴位。不只是给我自己拍打，我还让来看病的患者们也这样做。

中国举办夏季奥运会那年，2008年，有一位中年女患者因家庭琐事与丈夫吵架后便出现胸闷气堵，呼吸急促，上气下气难以接续的情况，她赶紧到我这里来求助。当了解病情后，我取出毫针，在患者的手腕上、膝下方外侧用棉球消毒后，分别将毫针刺入，并捻转了几下，取出针后，患者的病情变化不大。我又撩起这个人的上衣，在两个乳头中央向下方刺了一针，接着又上下提插了几下，再把针柄左右摇摆了几下，这时，只见患者长长地出了一口气，从喉咙里咯出一口痰。当我取出毫针后，患者脸上露出了笑容，我问她胸还闷不，她摇摇头说不闷了，也不觉得气短了。

我最后给她扎的那个地方就是膻中穴。膻中穴又叫"元见"，膻中位于两乳头连线的中点处，其内是宗气所聚之处。宗气主要来源于肺脏吸入的大自然的清气，宗气充足，气机通畅，人就不容易生病；宗气不足，气机阻滞，人就容易生病。大凡气机阻滞，胸部满闷，呼吸不畅，咳喘气短，两乳胀痛均责之于膻中。

《黄帝内经》认为"气会膻中"，也就是说膻中可以调节人体全身的气机。拍胸实则是拍胸部正中的膻中穴。"膻中者，为气之海"，经常有人拍着胸脯保证，这就是壮气、补气之举。有的人生起气来就说感觉自己的肺快要气炸掉了，这句话将生气时呼吸困难、胸部憋闷、胸胁肩背部酸胀的感觉描述得淋漓尽致。从中医的角度讲，这属于上焦的问题，最有效的方法就是刺激膻中穴。刺激该穴能活血通络、宽胸理气、止咳平喘，这也是为什么那位患者在我给她扎完膻中穴后咯出一口痰，这正是膻中穴的神奇作用。膻中理气把胸宽，宣肺止咳又化痰。所以经常拍打膻中，能起到激发正气、疏通气血的作用。

古代养生家也十分重视胸腔的保养，他们认为将胸腔保养得当，可以抗邪防病，强身健体。我的这个拍膻中穴的方法就是一个很好的护胸方法。那该怎么拍才是正确的呢？一般不可能是三下两下，一般都是四五十下，甚至七八十下都可以。双手搓热后，左右手掌心轮流拍，拍时要有节奏，可以说点话什么的，直到感觉里头有点发热。不过，有一点要非常注意，膻中穴的位置很特殊，它临近心脏。如果暴力捶打的话，不仅不能缓解胸闷症状，还可能引发更严重的不适感，所以拍打膻中穴时力量一定要轻柔、适度。

常揉耳，减缓听力衰退

近几年，我左耳的听力下降得很厉害，你可能会理所当然地认为应该归咎于我的年纪，毋庸置疑，年老的确会使我的听力每况愈下，可实际上它却不是造成今天局面的真正原因。说到底，我小时候生过的一场病才是罪魁祸首。

在我十三岁那年，就已经开始帮助母亲到

村边的山上挖野菜了。旭日东升之际，身材矮小的我背起家里仅有的一个大竹篓，就向离村子不远的山的方向出发。大约走半小时，我就到了山脚下。可是那时候已经没有多少野菜可挖，因为大多数好挖的野菜已经被天刚蒙蒙亮就起床到这个山脚下弄野菜的人给挖走了。我只能转移阵地，费了九牛二虎之力爬到较高的山坡上寻找野菜的身影。

年纪小小的我在做完一天的家务活后常常累得筋疲力尽。每到夜深人静，外面只剩下村里几只未睡的狗在零星吠叫时，我便拖着灌了铅的双腿去洗漱准备睡觉。当躺在好像能够容纳全世界疲惫的床上，人却不能立刻睡着，无论如何，都会被骨子里那股掏空身体的虚脱劲儿折磨个一时半会儿。等整个人适应了疲倦后，却早已控制不住虚无缥缈的意识，伴着庭院深处的蛐蛐叫声，沉沉睡去。

可能是因为身体过于疲惫缺乏抵抗力，也可能是因为耳朵碰到了什么不干净的东西，或者两者兼有。总之，我后来生了病。

我记得那个晚上我做完家务活，母亲叫我吃饭，可不管怎样我都提不起胃口，还觉得头昏脑涨、耳鸣。到了三更半夜，又开始高烧不退，左耳朵还不断流出脓水。直到我当了大夫后才知道，当时我得的是一种叫急性中耳炎的病。

母亲看我的脸烧得通红，耳朵里还不断流出白色的液体，急得直掉眼泪。可是大半夜又请不到大夫，她就只能用冷毛巾不停地给我冰额头，擦去耳朵里流出来的液体，并不时腾出手来抹去眼角禁不住掉下来的泪。这样折腾了一夜，终于挨到了天亮。母亲放下手里所有的活儿，一大清早就带我去诊所看病。大夫给我看了病，吃了药，回到家我却只是退了烧，耳朵完全没有好转的迹象。过了几天，母亲又带我换了另一个医生看病，可是药吃了，却仍旧没有除病。只不过，我的左耳不再像先前那样流触目惊心的脓水了，耳朵里也不鸣了。唯一的后遗症就是我的听力大不如以前。母亲觉得这只是无关痛痒的小毛病，并不影响日常生活，后来也就没有再带我去看大夫。

日复一日，年复一年。我左耳的听力在岁

月更迭中逐渐变差。我五十多岁时，右耳的听力也每况愈下。这让我心急如焚，心想，人要失去了听觉那还怎么生活？要影响工作就更麻烦了。于是，我就开始琢磨有什么办法可以有效地减缓听力下降的速度。一个好汉三个帮，一个篱笆三个桩。我一个人的力量是渺小的，可如果能够向知识渊博的老师们讨教一二，那绝对比自己闭门造车要强得多。对我来说，这些老师们不是别人，正是我们老祖宗留下来的经典书籍。书中自有黄金屋，书中自有颜如玉，书是最好的老师，这也是我经常劝诫徒弟们即使工作再忙也不能搁置读书的一句话。

我从医七十多年，对耳病多少有些认识。中医讲"耳为宗脉之所聚"，十二经脉皆通过耳部。人体的五脏六腑、五官七窍甚至更小的部位都可以在耳部找到相对应的反射区。如果人体内的某一部位发生病变时，病变信号就可以通过经络反映到耳朵相对应的部位上。"耳郭方寸地，造物藏玄机；早晚勤揉按，病魔不敢欺。"所以经常按摩耳部能疏通经络，运行气血，调理腑脏，达到防病治病的目的，是全身保健的一个有效方法。

在查阅资料的过程中，我发现历代医家创造了多种形式的耳朵保健功，并都鼓励多揉耳朵。《圣济总录·神仙导引上》引《消魂经》指出："耳欲得数按仰，左右令无数，使人听彻。"《千金翼方·养老大例》说："清旦初起，以左右手摩交耳，从头上挽两耳又引发，则面气通流，如此者令人头不白，耳不聋。"
书里所提到的具体做法是：早晨起来，用双手
轻揉和按摩两耳郭，然后分别用非常小的力度
牵拉两个耳郭，直至感觉到两个耳郭发热变红。
这样可以活络气血，改善听力。养生家称此法
为营治耳郭法。

人们耳熟能详的耳朵保健功还有另外一
种——鸣天鼓，它同时也是我国流传已久的一
种自我按摩保健方法。该方法最早见于丘处机
的《颐身集》，里面指出："两手掩耳，即以
第二指压中指上，用第二指弹脑后两骨做响声，
谓之鸣天鼓（可去风池邪气）。"《圣济总录·神
仙导引上》上也讲："天鼓者，耳中声也。举
两手心紧按耳门，以指击其脑户，常欲其声壮

盛，相续不散。"中医讲动则健，不动则废。经常给耳道鼓气，使耳膜得以震动，可以减缓耳膜的老化，加强听觉的灵敏度。养生家称此法为鸣天鼓，又叫击探天鼓和抱耳弹枕。其具体的做法是：用双手掌心紧紧地贴住两个耳孔，两手的食指、中指和无名指分别轻轻敲击脑后部的枕骨五十下。或者双手掌心紧紧地贴住两个耳孔，五指放枕骨不动，手掌骤然放开，可连续开闭八次。每天可将此方法分为早中晚各做一次，掩耳和叩击会对耳道产生刺激，这样可以醒脑强志、聪耳明目。

后来，在历代医家揉耳朵的基础上，我结合中医穴位的理论开始揉耳和按摩耳周穴位，使得听力下降的速度明显减缓。我到了五十岁时，左耳的听力才日渐衰退。到了古稀之年，右耳的听力也才日渐减退。毋庸置疑，我的听力下降得较慢，这无疑是我多年来坚持揉耳朵的功劳。

我揉耳朵的方法跟别人不一样。别人揉耳朵的方法固然好，可是不够全面。他们揉耳朵只是揉一部分，而我是将整个耳朵放在手心里顺时针揉，再逆时针揉，这样能够把耳朵的每个可以揉的部位都给揉到，而这相当于把耳郭上对应的四肢百骸、五脏六腑都刺激了。每天早上起来，我就到公园里开始揉耳朵，每次都要揉五十到六十下，甚至八九十下，直至全耳发红并有热感为止。揉的时候力度不要过大，尽量温和些。揉结束回到家里后，也可用温热水洗净耳郭。

一个揉耳朵的动作，看似简单却有大学问。当然了，我延年益寿的养生方法绝对不仅仅是这揉耳朵，但是无论是什么方法，都要坚持。希望这个揉耳朵可以起个头，大家还可以去找一些简单实用的方法，坚持长期做下去，保养好自己的身体，最好现在就从揉耳朵开始。耳为诸脉之会，如果你有什么病的话，长期揉耳可以辅助治疗，没有病的话，也能有助养生保健。

腹部揉一揉，健康又长寿

有人说报纸将成为夕阳产业，我看不见得。多年来，我有读报和剪报的习惯，其中读的最多的应数《健康报》，它是卫生行业里最具有影响力的报纸，也正好与我工作的内容息息相关。每次碰到报纸上有价值的部分，我便毫不犹豫地剪下来，先在报纸边沿上贴上便签，再在便签上写上相关的名字，比如疾病的名字，如皮肤癣、风湿病和乳腺增生等。剪下来的报纸摞得太厚，我就将便签错落开，方便随时取出需要的那部分，再重新研究记忆。最令我难忘的要数在里面找到了治疗多年顽固性便秘的有效方法。

人老了难免有一些"老年病"：关节痛、便秘、冠心病、高血压……我也不例外，在五十多岁时我也患上了一身"老年病"，关节痛和便秘。下楼膝盖疼，三四天都不排便。身体接二连三地出现警报，让我这位中医大夫也感到无助。其中最让我苦不堪言的就是长期便秘带来的腹部胀气，还有每次大便不下来采取努责办法时，全身冒汗，疲惫得好像已经做了几个小时的重活儿一样。过去我用过通便的药，一用番泻叶，当时马上通便了，但是过段时间又不行了。我想着排便是人每天都得进行之事，"一日不排便，祸比三包烟"，何况三四天不排便，各种危害，可想而知。且不说是药三分毒，就是长期使用通便的药，也只能解一时之困，而不能将病如釜底抽薪般祛除，人还容易对药产生依赖性，实在不是长久之计。

中医治病，三分治，七分养。昔日神农尝百草乃辨得上千种中药，中医是从生活中来的，也必将到生活中去，于是我开始尝试着从不断积累的知识中找到一些不靠药物去治疗的方法，并从剪报中找到了许多治疗便秘的理论和小窍门，其中最能打动我的就是"生命在于运动"。人要多运动，这谁都知道，关键不知道要如何运动，我剪的大部分报纸里面都提到了此方法：人们在排便不畅的时候，按摩腹部能够起到促进排便的作用。实际上，中医里也是这么认为的。人体腹部有很多经脉走行，尤其是在腹部正中心上的任脉。任脉与全身所有阴经相连，被形象地称为"阴脉之海"，起着调节全身阴经经气的作用，同时人体精血、津液也归它管。腹部是"五脏六腑之宫城，阴阳气血之发源"，所以人们经常按摩腹部可以疏通任脉、宣通上下、分理阴阳、去旧生新、充实五脏、清内生之百症、驱除外感之邪气，不但有益健康，还能让人长寿。现在医学研究也表明，按摩腹部不仅可以调节胃肠道的蠕动功能，还能够加强胃肠道的血液循环，防止胃肠消化功能失调。

纵观漫漫的历史长河，重新追溯我们先人的长寿秘诀，不少人奉行揉腹法养生。唐代名医"药王"孙思邈，我的同行同乡，他生活在"人到七十古来稀"的年代，可他却活了101岁，可见他确实深谙养生长寿之道。他就曾说过："腹常揉，膝常扭，""食毕摩腹，能除百病。"在日常生活中他也是那样做的，每日食后行百步，常以手摩腹。

按摩腹部成了孙思邈等古代闻名的长寿者延年益寿的"一味药"，它的"药效"确实在我身上也得到了验证。每天不管刮风还是下雨，我都会到离家最近的小公园里揉一揉腹部，时间匆匆而过，没想到我已经坚持了二十多年，现在我的胃肠活动功能基本上保持良好，这都是揉按腹部的功劳。

我揉的地方是任脉上的神阙穴，它实际上就是肚脐。中医上管肚脐叫神阙，它是人体生命的要害穴窍，也是长寿大穴。古人对神阙穴的养生和保健功能很重视，名医陈良甫就是代表人物之一，他说："旧传有人年老而颜如童子者，盖每岁以鼠粪灸脐中的神阙穴一壮故也。予尝患久溏利，一夕灸三七壮，则次日不如厕。足见经言主泻痢不止之验也，又予年逾壮，觉左手足无力，偶灸此而愈。"可见神阙穴与维持肠道正常的活动确实有着千丝万缕的联系。

事实上，神阙穴与人体生命活动密切相关，它是中焦和下焦相通的地方，而此处的气机通畅，可以保证肠胃的传导功能正常。可见，经常保养神阙穴对肠道健康大有裨益，它不但可以使人体真气充盈、精神饱满、体力充沛、益寿延年，还可以改善便秘带来的腹痛、腹胀等状况。

我按摩腹部的方法和孙思邈的类似。他主张"腰常摆、腹常揉"，而我在揉腹部神阙穴的基础上又加了一项：揉命门穴。用我经常告诉徒弟们的话说就是"命门不可丢"。命门，顾名思义就是生命之门，它和神阙穴一样，也是人体的长寿大穴。古代医家将命门比喻成走马灯运转的动力源，相当于走马灯中蜡烛上的火苗一样，他们认为命门之火就是人体的阳气之源。命门火旺，则身体强健；命门火衰，则体弱多病。命门不仅对女子胞宫的生殖功能和男子所藏生殖之精至关重要，还对五脏六腑的生理活动起着激发、温煦和推动的作用。

另外，我们在揉腹的过程中还需要将揉的动作范围扩大，而不是单一地只揉神阙穴和命门穴这两个穴位。我每次揉的幅度就比较大，先从肚脐开始按揉，然后顺着肠道蠕动的方向，顺时针揉，几乎覆盖了整个腹部。

我选择顺时针揉腹也是有原因的。中医按摩穴位有这样一条原则：实证时应该顺时针按摩，此为泻；虚证时应该逆时针方向按摩，此为补。同样是便秘，有实证和虚证之分，而我属于实证。一般来说，你可以通过观察舌苔来判断是实证还是虚证。实证便秘大部分表现为舌苔较厚、发黄，并伴有口臭；而虚证便秘大部分则表现为舌苔薄、淡白。由于腹部右侧是升结肠，左边是降结肠，实证便秘患者顺时针按摩腹部，恰好依照排泄的流向，有助于肠胃蠕动；而虚证便秘患者逆时针按摩腹部，按摩方向与排泄的流向相反，这样是为了补，尽量减少腹泻。

通过反复揉腹，有助于增强肠胃的传导功

能，而且必须每天坚持揉，不要揉两三下就草草了事，应揉七八十下。有时揉完后你可听到肠蠕动发出的响声，感到腹部胀气减轻或消失，有时还会出现排气现象，这是一个好现象，说明你揉腹的效果达到了。

揉一揉腹部，每天五分钟，健康又长寿。我采用的揉腹方法都是老少皆宜的一些经典方法，你在照着做的前几天，效果可能并不大，但是你还是要坚持下去。自古延年益寿的养生保健方法都需要人们持之以恒，不能三天打鱼，两天晒网，掉以轻心，把小病酿成大病。

练就一副好腿脚

俗话说："树老根先枯，人老腿先衰。"三十年前，我下楼的时候总感觉到膝关节疼，腿部还有酸胀的感觉，但是上楼和走平路的时候这种不舒适就不见了，实际上这是一种慢性劳损的表现。当时我知道这是"老年病"，而且这种老年病很大程度上可能是髌骨软化造成的。膝关节是人体负重最大的关节，很多人到了五六十岁都会被膝关节问题所困扰，我上了年纪自然也不例外。

　　髌骨软化是一种病，大部分人一听到自己生了病，第一个反应就是用药物治疗，可我不是这样想的。我想，是药三分毒，无关紧要的小病最好不要借助药物等这些外力来治疗，能用自然疗法是再好不过的了。能食疗代替就用食疗代替，能通过按摩改善病情那就用按摩，所以我没有吃什么药，而是采用按摩的方式开始保健——按揉膝关节，这样能减缓韧带的老化，防止髌骨的软化。所谓"人老腿先老，肾亏膝先软"，要延年益寿，应由双腿做起。百岁老人孙思邈主张"腰常摆、腹常揉、膝常扭"，可见经常按摩膝关节对健康大有裨益，这在《武当太极揉膝功》和《达摩秘功》等著作中均有记载，说常揉膝关节可以起到舒缓和放松的作用，可消除因膝关节退变引起的腿疼、无力等症状。

膝关节周围是气血必经之地，气血流经这里的时候，往往容易瘀滞受阻。因此，按揉膝关节周围的穴位，对于预防髌骨软化有很大作用。膝关节周围有四个穴位：内、外膝眼（髌骨下面的内外两侧凹陷处）、血海（髌骨内上角上方两寸处）、梁丘（髌骨外上角上方两寸处）。

那么该怎么揉呢？找到髌骨，掌心按在上面，先从外往里揉，揉三十八下，然后，再从里往外揉三十八下，再用双手将髌骨抓起来，向上提三十八下，然后屈膝，在膝关节附近找到外膝眼、内膝眼、血海和梁丘四个穴位，用一只手按四个穴位（食指控制内膝眼、无名指控制外膝眼、大拇指控制血海、小指控制梁丘），直接抓揉。也可以加强一下，最后再用两个大拇指，揉内外膝眼一次。每次五到六分钟即可。通过这样反复按揉之后，不仅可以缓解膝关节疼痛，而且能够增加局部血液循环，这对于延缓髌骨软化是有好处的。

到现在我的膝关节状况一直都很好，即便在我八十八岁那年，由于我弯腰起身时突然低血压摔倒在门槛上，摔断了我的股骨粗隆，都说"伤筋动骨一百天"，尤其对于老人更是如此，骨折更是生死攸关的大事，可我只用了两个月的时间就痊愈了。我骨折康复这么快的原因主要是我的骨密度高。我九十五岁时，在电视节目上测过骨密度，测试结果显示我的骨密度有0.232，远超一般六十岁老人的骨密度0.173。

骨密度这么好，我的膝关节和腿自然就比别人的好。

这还得得益于经常揉膝关节和抬腿。抬腿的具体方法是：坐着，两个腿轮流抬起，每天抬起二十多次，抬到水平的地方，把腿绷直停上几秒钟。抬腿的时候，股四头肌会被拉直，随着不断地被拉直、放松，肌肉得到运动，肌肉也就不会萎缩得那么快，骨头也得到刺激，这是因为肌肉强健了，骨头也会受到保护，钙质就不会轻易流失。

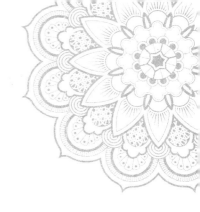

第三章

养生先养肾

养肾有绝招儿

现在好多人只要肾虚，就开始补肾，而不知用的方法到底适不适合自己。肾虚常分为肾阴虚和肾阳虚，要根据不同的症状来辨别自己是哪种肾虚，再正确地进行补肾。那么如何区分肾阴虚和肾阳虚呢？

中医认为，肾阴是全身阴液的根本，是物质性的，而肾阳和肾气都归属于功能性的，所以肾阴虚和肾阳虚的人所表现出来的症状是不同的，我们可以从症状入手来进行区分。

肾阴虚的人容易出现腰膝酸软、脱发齿松、头晕耳鸣、口干舌燥、失眠和大便干燥的症状，肾阴虚者还往往容易出现手足心发热、面部偏红、脉沉细数的现象。肾阴虚主要是由于操心劳累、睡眠不佳、压力过大、熬夜造成的。肾阴虚的人在饮食上也可以多吃些补益的食物，但注意不要太过滋腻。比如在家可以给自己熬乌鸡或者鳖甲汤。乌鸡是补虚劳、养身体的上好佳品，被人们称为是"黑了心的宝贝"。《本草纲目》内指出："乌鸡可补虚劳，益产妇，治妇人崩中带下及一些虚劳诸病。"众所周知的中成药乌鸡白凤丸是健脾固冲、养血益精、滋养肝肾的良药。再说鳖甲，鳖甲是中医大夫在临床上常用的中药。鳖甲具有滋阴潜阳的功效，是补肾阴的佳品。在熬汤时，在汤里多放些枸杞子和山药。再稍微放一些疏通的食物，比如陈皮、葱和姜等。陈皮有理气健脾和燥湿化痰的功效，可以有助于人体更好地吸收乌鸡或鳖甲的营养。

除了熬汤，在家也可以熬点养肾粥。我国民间有"逢黑必补"之说。中医也认为，黑色入肾。熬粥的食材可以选择我们平时说的"黑五类"，包括黑米、黑豆、黑芝麻、黑枣、黑核桃，这几种食材都是补肾佳品。

民间流传着这样一句话："世上只有芝麻好，可惜凡人生吃了。"实际上说的就是芝麻的养生保健作用。芝麻有黑白黄三种颜色，但是与肾相关的就是黑芝麻。黑芝麻补肾效果显著，我曾经在书里看到药王孙思邈有一个关于黑芝麻的经典补肾方。具体方法：取黑芝麻三升，蒸三十遍，微微炒香，打成粉末，用白蜜三升调和，再用棒槌捣三百下，做成梧桐子大小的丸，每天早上服五十丸。四十岁以上的人，久服明目洞视，肠柔如筋，肾气足。

现在养生家把孙思邈的这种方法简化开来：将三升（大约四斤）黑芝麻，用水洗净，放在笼屉上蒸熟，晒干。重复蒸晒九遍后，芝麻皮自然脱落，去掉，将剩下的芝麻仁炒香，捣三百次，再用白蜜或枣糕调和，做成直径约两厘米的丸子，每天早晨用好酒送服一丸。

实际上，现在养生家所用的"九蒸九晒"，这一遍又一遍的蒸和晒都大有讲究。"九蒸九晒"在中药炮制中经常见到，像当归、附子和地黄等药材通常都是要经过九蒸九晒才能扬长避短，充分发挥药效的。

我们平日里在家吃芝麻，一般都是生吃，即使将它炒熟，也通常只炒一次。这样炒熟的芝麻仍接近生芝麻，人吃下去会很难消化。而经过现在养生家这样处理后，芝麻里的营养成分就能被人体充分吸收。

言归正传，再说"黑五类"熬制成的这种粥。这种粥有补肾、益中开胃、健脾暖肝、明目活血、滋润皮肤的作用，还有益精血、润肠燥和延缓衰老的功效。但是有一点要注意，黑米的米粒外部有一坚韧的种皮包裹，不易被煮烂，所以要做这种粥，最好提前一夜把黑米浸泡再煮。

说完肾阴虚，再说肾阳虚。肾阳虚的人容易出现手脚冰凉、腰膝酸痛、全身乏力、面色发白的症状，到了冬天怕冷，即使在盛暑难耐的夏季，也还是畏寒怕冷。肾阳虚的人在饮食上可以多吃些补阳祛寒、温养肝肾的食物，比如芝麻、豇豆、牛骨髓、栗子和羊肉。

芝麻甘平，有润五脏、补肝肾的作用。如《本草经疏》中就曾记载："芝麻，气味和平，不寒不热，补肝肾之佳谷也。"尤其是肾阳虚的人，可以多吃芝麻以缓解腰酸腿软、头晕耳鸣、发枯发落和大便燥结的症状。豇豆是寻常老百姓餐桌上常见的一种菜，它性平、味甘，是补肾健脾的佳品。《本草纲目》曾这样记载："豇豆理中益气，补肾健胃，生精髓。"《四川中药志》也说它能"滋阴补肾，健脾胃，治白带，白浊和肾虚遗精"。而牛骨髓有润肺、补肾、益髓的作用。《本草纲目》说它能"润肺补肾，泽肌，悦面"，肾阳虚的人吃些牛骨髓也是有好处的。还有栗子，栗子性温、味甘，不但有补脾健胃的功效，还有补肾壮腰的作用。养生学家孙思邈也说过："生食之，其治腰脚不遂。"明李时珍也对栗子的神奇功效有所记载："治肾虚腰脚无力，以袋盛生栗悬干，每旦吃十余颗，次吃猪肾粥助之，久必强健。"再说羊肉，羊全身是宝，是绝佳的食疗保健品。羊肉性热、味甘，具有温中祛寒、温补气血、暖中补虚的功效，在《本草纲目》中被称为补元阳、益血气的温热补品。在烹饪羊肉时，可以搭配白菜、冬瓜等凉性蔬菜以防上火。

补肾的根本是对症下药，首先要搞清楚自己是属于肾阴虚还是肾阳虚，才能健康补肾，用正确的方法来滋补自己的肾。

养肾也要挑时间

中医认为，一天有十二个时辰，一个时辰为两个小时，人体有十二个脏腑，一个脏腑主一个时辰，即一个脏腑在其所主的时辰中经气尤为旺盛，而在非主的时辰里经气相对不充。因此，在调动脏腑功能时，最好选择在其脏腑所主的时辰养生，或用药，或针灸。各脏腑所主的时辰是：胆腑经气最旺的时辰为子时，肝脏经气最旺的时辰丑时，肺脏经气最旺的时辰为寅时，大肠经气最旺的时辰为五时（卯时），胃腑经气最旺的时辰为七时（辰时），脾脏经气最旺的时辰为九时（巳时），心经气最旺的时辰为十一时（午时），小肠经气最旺的时辰为十三时（未时），膀胱经气最旺的时辰为十五时（申时），肾脏经气最旺的时辰为十七时（酉时），心包经气最旺的时辰为十九时（戌时），三焦经气最旺的时辰为二十一时（亥时）。所以，肾脏调养或肾病治疗选择在下午五点到七点之间效果最佳。

早调心肺，晚调肝肾。为什么晚调肾呢？传统中医认为人体上下分阴阳，上——腰以上属阳，下——腰以下属阴；五脏也分阴阳，心肺属阳，肝脾肾属阴。白天属阳，晚上属阴。

下午五点到七点这段时间是酉时，也是肾代谢最旺盛的时间。在酉时按摩肾俞穴（肾俞穴是肾中精气输注体表的部位，位于第二腰椎棘突下旁开 1.5 寸处），可以达到温阳补虚、补肾壮骨、固精敛涩、强健腰膝的养生效果。

上古长寿之人懂得顺应四时而养生，在不同时间段都有特别的保养方法。调养肾较好的时机就在晚上，那这段时间该如何保护肾，来加强它代谢的能力呢？其实很简单。

酉时也是我们大部分中国老百姓吃晚饭的时间，所谓"咸养肾，过咸伤肾"，所以晚餐一定要清淡。除此之外，还要饮食有节，最好八分饱。《素问·上古天真论》指出："上古之人，食饮有节，起居有常，不妄作劳，故能形与神俱，而尽终其天年，度百岁乃去。"可见，有节制的饮食对健康至关重要，可以减少五脏六腑的负担。

在上床睡觉前，也可以给自己泡泡脚。每天晚上睡觉前用热水泡脚，不但可以缓解一天的疲劳，还可以通经络、活气血，对养肾也有意想不到的好处。在泡脚的过程中，手也不要闲着，可以按摩肾俞穴。下面泡着脚，上面按摩着肾俞穴，这样两不耽搁，省时又有效。

在按时调养肾时，我重点要强调的就是睡眠。夜里是肾代谢最旺盛的时候，所以夜间睡眠就变得至关重要。有句老话说的好："腾不出时间睡觉，迟早要腾出时间生病。"《黄帝内经》里说："上古之人，其知道者，法于阴阳，和于术数，食饮有节，起居有常，不妄作劳，故能形与神俱，而尽终其天年，度百岁乃去。

今时之人不然也，以酒为浆，以妄为常，醉以入房，以欲竭其精，以耗散其真，不知持满，不时御神，务快其心，逆于生乐，起居无节，故半百而衰也。"由此可见，善于养生的人都知道起居的重要性。在夜里，肾和肝代谢掉血液里的脏东西，帮助人体排毒，这样人才不容易生病。如果肝肾排毒能力下降，也就是代谢不好了，血液里的脏东西就不容易排泄出去，这时候很多毛病都伺机出来了。

我养生特别注意调节起居，有规律的生活、充足的睡眠是健康的秘诀之一。我的作息时间安排得非常严格。我坚持春夏季六点起床晨练，秋冬季七点起床。早上起床后，开始漱口，喝水，锻炼身体，吃早点，吃完早点再去上班。到了中午，我一定会睡个午觉，午休半小时至一小时，养精蓄锐，这样下午才能精神十足地给患者们看病。晚上到了十点钟，我就上床休息，从不熬夜。我睡觉有个最大的特点，头沾枕头就睡着，并且一宿几乎不做梦。一直这样坚持，所以我记忆力好，有好多事情我徒弟们都忘记了，我还记得。这样的生活保证了我充沛的体力和精力，所以退休后仍能坚持每周在陕西中医药大学附属医院上两个半天的班。现在我九十七岁了，耳不聋、眼不花，扎针、写字手都不颤抖，这跟很好的睡眠有很大的关系。

按时养生还有很多好方法，因人而异。但是我们最关键的还是要知道，肾为先天之本，养肾就是养命。肾好，身体才好。

不老的牙齿

孙女从小就生活在我家。有一天全家人坐在一起吃中午饭，她突如其来地大喊一声，弄得全家人都感到莫名其妙，不知道在她身上究竟发生了什么事情。等到她可以再开口说话后，我们才明白原来米饭里有一颗绿豆粒大小的小石头硌掉了她大半颗牙齿。那时候她才十岁，年龄很小，无缘无故受了伤自然觉得委屈得不得了，就开始哇哇大哭起来。

俗话说"隔辈亲"，我和老伴儿见孙女哭个不停，心疼得不得了，便使出浑身解数哄她高兴。终于哄得她破涕为笑后，我便对她说："其实，爷爷也曾经跟你一样被硌掉过一颗牙齿。"她眨巴着一双水汪汪的大眼睛，用手掰开我的嘴巴，煞有介事地仔细检查我的牙齿是否完整，接着嘟起小嘴对我说："爷爷，骗人！您的牙齿根本没有少。"我跟她解释道："我已经去牙医那里镶好了掉的那颗牙，现在你看到的这颗牙是假牙。"

我是因曾到陕西汉中应邀讲学，有一天中午在学校食堂吃饭的时候，一不小心咬到了一颗小石子，大小就跟后来硌到孙女的那颗差不多。当时我立马就感到一阵疼痛，我下意识地用舌头舔了一下被硌的门牙，检查它还在不在，结果它仍旧完好无损地长在牙槽里。我忍着牙痛吃完了剩下的饭，便火急火燎地回到住的地方准备下午要给学生们讲的内容。

在接下来的几天里，我的牙痛并没有缓解，即使我吃止痛药，也只能起到一时的效果。在夜深人静的晚上，牙痛变本加厉地折磨着我。人们常说："牙疼不是病，疼起来要人命。"果不其然，我牙痛得厉害，几乎天天彻夜失眠。于是，在忍无可忍后，我向学校请了假到口腔医院去看牙。

口腔医院的大夫给我检查完后，告诉我那颗门牙已经崩裂漏了神经线，要根除牙痛就要将那颗牙拔掉。听到大夫要拔掉我的牙，我脑海里冒出的第一想法就是不同意，因为牙齿的完整是保证身体对营养摄取的基础，每颗牙齿都有不可代替的作用，哪怕有一颗牙齿出现缺失，也会使人的咀嚼能力下降，从而影响人体对食物的消化吸收。在我再三坚持下，我终于保住了那颗牙，只是以后吃东西时需要小心翼翼地避开坚硬食物，以免给已经脆弱不堪的牙齿最后的致命一击。

那几年我对那颗牙可谓是呵护备至，既不用它咀嚼坚硬食物，也不用它碰充满刺激的酸性食物，可是最终还是没有保住它。1980年，我到日本讲学结束后，日本代表团在酒店为我们精心准备了晚餐，并安排专车接我们到酒店用餐。等到了酒店，日本方面负责接待的人跟中国翻译宣布可以用餐的时候，我便觉得为难了，因为会场上所有的日本人都是左手拿叉子，右手拿刀子吃西餐，而我未曾有过吃西餐的经验，自然对他们的用餐文化不甚了解。当东道主盛情地招待我们吃生鱼片时，我就只能赶鸭子上架似的依葫芦画瓢，瞄着旁边的日本人有模有样地拿叉子插上生鱼片，把肉送到嘴里。送进嘴的叉子进去容易，出来难。我不小心一下咬在了叉子上，本有旧患的牙齿又开始疼了起来。等到第二天早上，我在宾馆刷牙时，牙齿突然掉了一块，大小就像黄豆粒那样，但是却非常疼。由于日本讲学行程紧张，我只能用止痛药镇住牙痛，待回国后再去口腔医院治疗。

　　二十天后我终于回国了，一到家我便放下行李到口腔科看牙，当时医生就告诉我："现在你这颗牙齿的牙冠都裂到了牙根处，必须拔掉，不然你以后每次吃饭都会牙疼。"别无选择之下，我最终还是把那颗牙拔掉了。

在孙女掉了半颗牙后，为了让她以后的牙齿长得再坚固些，我都要时不时让她吃点补肾食物，比如黑芝麻、白山药和桑椹干等。你可能会感到纳闷，牙齿和肾有什么关系？实际上，在中医里肾和牙齿有着密不可分的关系。

《黄帝内经》中对此有详细的表述，里面指出："骨生髓，主骨，齿为骨之余。"另外，《五脏生成篇》也有讲到："肾之合，骨也，其荣发也。"齿者，骨之余，肾气盛，故齿更发长。牙齿与骨同出一源，是骨的一部分，所以理所当然地和骨一样依赖肾中精气来充养。

精气是什么？中医认为健骨须健肾，肾为先天之本，肾藏精，精之来源有两方面：先天和后天。先天之精来源于人出生时所拥有的全部物质基础，它也是保证人正常生长发育的根本。后天之精来源于天地之精华，包括水、空气、五谷食物，经过胃的消纳和脾的运化，再转输到五脏六腑，成为脏腑之精，用以维持生命需求，它是促进机体生长发育的基本物质。先天之精和后天之精来源不同，但都藏于肾，肾中精气充沛，则牙齿坚固、齐全；肾中精气不足，则牙齿松动，甚至脱落，小儿则牙齿生长迟缓。

而除了食疗补肾外，我还有一个传统的护牙方法——叩齿。我常年用这个方法护牙，可以说确实取得了不错的成效。我这辈子一共掉过两颗牙，剩下的全是我自己的牙齿。有个数据说，六十岁以上的老年人，部分无牙的占百分之七十，全口无牙的占百分之二十，无缺牙的占百分之十。老年人口腔卫生保健表明，八十岁老人能够至少有二十颗具有咀嚼功能的牙齿就能保证在日常生活中对营养的正常吸收。我今年虽然九十七岁，但是仍然有三十二颗牙，有时候还会吃硬的坚果，比如核桃、松子、瓜子和开心果等，这无疑是一件不可思议的事情。

由此可见，叩齿的好处是不言而喻的。说起叩齿的历史，可谓源远流长。叩齿是我国一种传统的养生术，在中医里也是比较受推崇的，民间就有谚语来形容叩齿的神奇功效——"朝暮叩齿三百六，七老八十牙不落。"我一直崇拜的唐代名医孙思邈也主张"清晨叩齿三百下"。叩齿的原理是给牙齿一个物理刺激，经常叩齿，可以将撞击力量传递到牙周膜上，牙周膜再分散到牙槽骨上，这样能让牙周组织生长得更好，同时使得牙齿变得更加坚固，牙龈也不容易萎缩。

叩齿的方法较为简单，每天早晚刷完牙后上下牙齿反复相互咬叩，次数以五十次为度，注意使牙的前后左右都碰到。叩齿结束后，左右手交换按压合谷穴，各二十次。合谷穴其实就是我们俗称的"虎口"，它在手背大拇指和食指中间，是一个作用非常大的穴位。平日里如果我们牙痛，按揉这个穴位牙痛就会有所缓解。

叩齿这个动作简单方便，人们可以不局限于早晚刷完牙后再做，比如可以在看电视、走路的空当去做。这样反复坚持锻炼，你的牙齿就会变得更加坚固，牙龈也更有韧性。

除了叩齿，平日里还要多吃含丰富膳食纤维的蔬菜，因为膳食纤维能对牙齿起到清扫和清洁作用，使细菌不易生长。

耄耋之年华发生

不知道是谁给老百姓灌输了这样一种观念：医术高的中医大夫年轻的不如上了年纪的，黑头发的不如满头白发的。如果能留着长长的白胡须，拥有仙风道骨般模样的自是最好，要是真能碰到这样的老中医，崇尚养生之道的人一定喜不自胜地向前讨教一番。可殊不知，这种想法是大错特错的。真正医术高又深谙养生之道的老中医的头发都是黑的。

多年前我八十多岁的时候，也跟大多数年老的人一样，头发花白。我就琢磨是不是有什么方法可以让白头发少长，黑头发多长？因为不想用化学颜料将头发染黑，这样对身体不好，也没有意义，而且只能遮住一时的白发。后来我就想到养发应该从养肾下手，中医认为肾和头发有着密不可分的联系。

《黄帝内经》认为"发为血之余"，肾主藏精，精生于血，其华在发。毛发的营养虽然来源于血，但生机与否从根本上还是在于肾。中医上认为"肾为先天之本"，肾是藏精的脏器，不仅藏有先天之本，还藏有五脏六腑水谷化生的精气。精气能滋养腑脏和人体全部的组织，是维持生命和毛发发育生长最基本的物质。

精气的盛衰在外观最明显的表现就是头发。人体肾精充足，头发则浓密、黑亮、柔润；相反则稀少、枯萎、变白、缺乏光泽。所以中医认为养发第一法应该是先养肾。

那要如何养肾呢？在知道养肾的方法前，我们先要了解肾和毛发生长的关系。实际上，肾对毛发的影响主要有三种：第一种，肾精化为血液，营养毛发；第二种，肾精化为元气，激发促进毛发生长；第三种，肾精通过督脉和经气作用而充养毛发。

通晓了以上的理论，我们就可以按部就班地来养肾，从而达到养发的效果。首先我们要保证在饮食上有足够的营养。中医认为，气和血是组成人体最重要的两种物质，在人体生命活动中占有很重要的地位。气为阳，血为阴，两者相互作用。气在人体中起着推动、温煦、防御、固摄和气化等作用，而血在人体中则起着濡养和化神的作用。全身的气血足，头发就会乌黑亮泽。为了补充全身的气血，你可以在家里熬一种简单的粥——三色粥。这种粥有益气养血的功效。需要准备的食材有三颗枣、四个桂圆、适量的黑糯米、半根山药（切块状）和少量红糖。具体的做法是，将红枣和桂圆一起放入锅中，加入适量的清水。大火烧开后放入准备好的山药以及黑糯米，然后小火慢炖直到软烂成粥，起锅之前加入红糖搅拌均匀，这样就可以直接服用了。

三色粥里的红枣和桂圆都有很好的养血作用，而山药和黑糯米则是补肾的佳品。每天喝点三色粥能够起到非常好的益气养血的作用。

不过有一点要特别注意，桂圆虽然可以养血，但却不是很好消化的食物，而且孕妇也尽量少食用。所以，在煮三色粥的时候桂圆隔两天放一次就行，最好不要每天都放。

接下来是通过养肾精使元气充足。中医认为，肾精充盈的人，不但体力充沛，大脑灵敏，而且元气也充足。元气是生命之本，当人体五脏六腑的功能下降时，人体就会处于亚健康状态，也就是我们中医所说的元气不足了。元气足对头发的生长起着至关重要的作用，但是人们在生活中存在着一些不好的习惯，在不知不觉中损害了元气。

生活中最容易损害元气的行为就是熬夜。我发现现在好多年轻人都爱熬夜，而熬夜会暗耗肝肾之精。人体是一个有机整体，体内五脏六腑休息的时间是与外界环境同步的。都说"日出而作，日落而息"，五脏六腑也是这样的。中医认为，白天属阳，人应该多活动，这样可以养阳；夜晚属阴，人应该在十一点前上床休息，这样可以养阴。如果人到了时间不休息，反而持续地熬夜，这样不但会乱了体内的生物钟，还会导致免疫功能的下降，引发疾病。人体和自然界一样要进行阴阳转换，到了晚上，阳气要潜藏到阴精中去。所以还是应该尽量改变这种熬夜的不良生活方式。

再来说肾精通过督脉和经气作用而充养毛发。中医认为，人体的阳气都最终汇聚于人头顶上的一个穴位，这个穴位就是百会穴。百会从名字上可知是指手、足三阳经及督脉的阳气在此交会。此穴是人体督脉的重要穴位之一，具有很高的医学研究价值，是治疗多种疾病的首选穴。百会穴的位置很好找，就在两耳尖直上连线中点，俗称"百会可纳豆"，也就是说，如果在百会穴上放一粒豆子，在直立行走的过程中，豆子不会掉下来。经常按摩这个穴位可以使头部的气血充足，并且有着养发生发的效果。

　　我在按摩百会穴的时候不同于古代养生专家传统的方法，他们用的是梳子，而我用的是手指。我用手指按摩百会穴的中医原理来源于"拿五经"。什么是"拿五经"呢？"拿五经"的五经是指头部的一条督脉，两条膀胱经和两条胆经，共五条经脉。怎样"拿"呢？张开五指，弯曲成鹰爪状，指尖立起来，以中指为中心，放到前发际的中点（督脉上），食指和无名指放在膀胱经线上，拇指和小指放在胆经线上。先从前发际开始，在督脉上用力点按，并轻轻揉动三下，做完后，五指稍用力下按，然后松开五指，沿经脉循行线向头顶方向推移约1厘米的距离，再次用五指点揉，如此推进，一直点揉到脑后高骨上缘，这就是"拿五经"。这些汇于头顶百会穴的五条经可以帮助人体抗御外邪和沟通表里上下，并起着濡养全身和运行气血的重要作用。除了百会穴，人的头部还有四十多个穴位和十多个刺激区。经常按摩这些穴位和刺激区，可以充养气血、疏通经络、改善头部营养，并起到养脑安神和醒脑提神的作用。

纵观历史，一代文豪苏东坡也对梳头的养生方法推崇备至，他主张"梳头百余梳，散头卧，熟寝至明"。可以看出来，向来对养生保健之法颇有研究的苏东坡比较中意在晚上梳头。他这样的看法不无道理，因为人在睡前阳气沉伏，阴气隆盛，在这个时候反复梳头，会使人的困意更浓，帮助人早早安然地进入梦乡，也可以一扫白天里的烦心之事。

当然也有人主张在清晨的梦醒时分梳头。他们认为一天之中晨为阳气升发之时，此时梳头有醒神开窍的功效。这种说法也言之有理。而我采用的方法则是每天早晚用上面提到"拿五经"梳头，这样养发护发效果好，益智健脑效果更佳。具体方法是：用手指腹轻轻从前向后做按压梳理动作三十次，直至头部有微热感，效果最佳。这样梳头我已经坚持了四十年之久，四十年如一日，在每个早晨和晚上，我都会抽出五分钟的时间来，像苏轼那样"觉来忽见天窗白，短发萧萧起自梳"，终于皇天不负有心人，我的头发又迎来了"第二春"。

中医学认为，头为十二经络的诸阳经聚会之处，百脉所通，系一身之主宰，对控制和调节人体的生命活动起着极其重要的主导作用。经常按摩头部不但会使头发茂密，还会有健脑安神、聪耳明目的作用。如果我们在养肾的同时，还能每天给头部做个按摩，那我们的头发会变得更好。

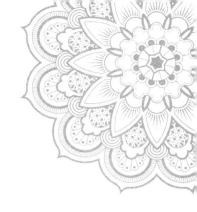

第四章

肠中宜常清

欲得长生，肠中常清

自小在关中平原长大受陕西面食文化熏陶的我素喜面食，由粗粮做的面食配上蔬菜和少量肉，荤素搭配，既营养又清淡，正好符合我一贯坚持的饮食调养理念：所食所饮必须考虑到脾胃的受纳和运化能力，尽量减轻脾胃的负担。为此，我还提出了"肠中常清"的饮食养生观点。所谓"肠中常清"实际上就是指在饮食上要简单、清淡、少量多餐。既不过食辛辣食物，也不要过量饮酒，除此之外，还要保证早晨要吃好、中午要吃饱、晚餐要吃少的规律。特别是晚餐，最好只吃七分饱，以求达到"肠中常清"的养生效果，这恰好也应了那首民谣："若要身体安，常带三分饥和寒。晚餐少一口，活到九十九。早饭自己吃，中饭朋友分，晚饭送敌人。少吃多滋味，多食坏肠胃，饮食自倍，肠胃乃伤。已饥方食，未饱先止。食恒不饱满，令人无病，此养生之要术也。不饱斯为长寿法，心安才是却病方。饥不暴食，渴不狂饮。人要长寿安，要减夜来餐。"

肠道好，人不老。要想身体健康，就要保持"肠中常清"。要想"肠中常清"，就要做到以下几点。

第一，要学会给肠道减负。从人类进化到可以直立行走，再到日新月异的高科技解放人类双脚的今天，我们花在走路上的时间日益减少。我自己就有很深的体会，三十年前我主要骑自行车，偶而坐公交车，而现在我主要是坐小汽车和公交车，都是以车为主，很少走路，唯一走路的大部分时间里还主要是为了锻炼身体。这种出行"懒"方式对肠道的直接影响就是，我们吃进去的食物要花肠道更久的时间来消化，而不是像汽车没有被发明出来之前，我们借助运动手段，比如走路来帮助肠道更快更好地消化食物。

第二，要保持肠道功能正常，早晨起来，最好喝一大杯温开水，这样可以起到冲刷肠道的效果，让肠道达到"常清"的目的。另外，如我上面所说的，饮食上要清淡，多素食，粗细粮搭配，少油荤及性味厚重的佐料。我虽然吃素食比较多，但也会粗细粮搭配，而且在制作时很少用油荤及性味厚重的佐料。"少盐多醋、少荤多素"是我的佐餐原则。我在餐桌上常备的中意美食就是醋拌红、白萝卜丝，水煮西兰花、白菜等简单的凉菜，既清爽又开胃，烹饪又很简单，而且醋自古以来就是一味重要的中药，它比黑木耳净化洗血管的效果还好。现代研究发现，人只要每天喝二十毫升食醋，胆固醇平均会下降百分之九，三酰甘油减少百分之十一，血液黏稠度也会有所下降。所以，每个追求养生长寿的人都应该每天喝点醋。

第三，要学会根据不同体质，注意饮食的温凉寒热。现在人常见的有两种类型的体质：

一种是寒性体质，这种体质在女性里比较多见，比如有些女性经常手脚发凉、痛经、喜欢暖和热、腹泻拉稀，这种体质的人一般脾胃虚寒，只要稍微吃些寒性或冰凉的食物就会很容易引起腹痛、腹泻等情况，所以在饮食上需要多吃点热性的食物。另一种是热性体质，这种体质的人需要吃点偏凉的食物，我就是热性体质的人，吃点偏凉的食物我会觉得舒服一些。以前我年轻时吃点生姜就容易上火，现在年龄大一点还能吃点，但是绝不能多吃。

这些年来持之以恒的饮食习惯也许正是我年过九旬仍脾胃健运的秘密所在，而这也都符合"肠中常清"所倡导的饮食方式。实际上早在汉代，著名学者王充就在其著作《论衡》中提到："欲得长生，肠中常清；欲得不死，肠中无滓。"这恰好说明了"肠中常清"对人体健康和长寿的重要性，而"肠中常清"最终的目的就是使肠道年轻化。中医认为，肠道越年轻，对人的健康和长寿就越有裨益。每个人的肠道都有自己的年龄，你可以根据下面的测试来大致估计一下自己的肠道年龄，认为符合自己情况的就在表格右侧一栏打上钩，计算一下评分就可以判断出自己的肠道年龄了。

测试一下自己的肠道年龄

饮食习惯	
经常不吃早餐	
吃早餐速度非常快	
吃饭时间不固定	
摄入蔬菜较少	
吃肉类太多	

（续表）

一个星期里有四天以上都在饭馆吃	
喝太多碳酸饮料	
过了晚上九点还吃很多食物	
喝酒	
排便情况	
排便不顺畅，很费力	
经常有排便不尽感	
便秘	
大便硬而呈颗粒状	
大便软而成水样状	
大便颜色发黑	
大便味道太臭	
大便时间不规律	
生活状态	
经常吸烟	
面色晦暗，看起来比实际年龄大	
面部有痤疮或其他皮肤问题	

（续表）

经常不锻炼	
生活压力太大	
经常会感到莫名焦虑或恐慌	
经常失眠	
经常熬夜	
每天醒来总是感到身体很累	

评判标准：

一项也不符合。这说明你的肠道年龄要比实际年龄年轻，你的肠道健康状况良好，恭喜你！

符合一到四项。这说明你的肠道年龄要比实际年龄大五岁，你需要对肠道的健康状况加以留意。

符合五到十项。这说明你的肠道年龄要比实际年龄大十岁，你需要为了肠道健康改善不良生活习惯和调节饮食。

符合十一到十五项。这说明你的肠道年龄要比实际年龄大二十岁，你的肠道已经处于亚健康状态了，需要彻底改善不良生活习惯，调节饮食结构。

符合十六项或以上。这说明你的肠道年龄要比实际年龄大三十岁，这意味着你的肠道健康状态差，你需要到医院找大夫做全面的肠道健康检查了。

巧通便，畅全身

中医认为，人体健康的根本在于气机升降正常，而大便通畅是维持气机升降正常的重要因素之一。被人体吸收利用的食物中的营养物质属于清阳，大便则属于浊阴。清阳宜上升，浊阴宜沉降。如果大便不通，浊阴不能沉降，则清阳的上升就会受阻，从而产生各种不舒服的症状，比如排便次数减少、粪便干结、粪便量减少、排便费力等，时间久了，还会出现口臭、长痤疮等现象。唐代名医孙思邈也说过："便难之人，其面多晦。"古代养生家对保持大便通畅，以求延年益寿颇为重视。

说到养生家，那就不得不提清朝的第六位皇帝乾隆，他是中国有史以来最长寿的一位皇帝，寿享八十九岁。据说他晚年患上了顽固性便秘，遍请宫廷内外名医也没有得到根治，这让他大为苦恼。有一天，他路过御膳房时突然闻到一股食物的香味儿，便派人寻找香味儿的来源，原来有两个小太监在御膳房吃刚烤熟的红薯。乾隆皇帝吃惯了山珍海味，还没有见过如此冒着香味儿的粗糙食物，一时新鲜就让小太监给他拿来一块。他尝过后觉得味道不错，就让御膳房的人每天都给他送一块。没想到吃了一段时间后，久治不愈的顽固性便秘竟然改善了许多。乾隆皇帝喜出望外，夸赞道："好个烤红薯，功胜人参！"

红薯含有大量的膳食纤维，在肠道内能够刺激肠道，加强肠道蠕动，促进排便，对便秘的确有改善作用。但是红薯甘腻敛湿、碍胃滞气，所以并不适宜所有人。脾虚的人吃完红薯可能会出现腹胀、烧心、胃疼等不舒服的症状，所以像这样的人尽量少吃或不吃红薯。

我五十多岁时也患上了顽固性便秘，那以后我就有这样的体会：药补不如食补。食物可以保证人体每日所需的营养，而药物所含有的营养成分远远不及食物充分和全面，况且俗话说"是药三分毒"，长期食用药材还容易导致人体出现一些不良反应，所以我治疗便秘时，就多吃富含膳食纤维的食物。富含膳食纤维的食物有很多，除了红薯，还有柿子。我手上常年拎着一个咖啡色布兜，多少年也没有换过，布兜里面装着眼镜、助听器、书，有时会装一些柿饼或琼锅糖，这是给同事们带的。前段时间我因感冒住院，医院的医护人员对我多加照顾，为了感谢他们，我还从家里给他们带了一袋柿饼，并一再叮嘱说："吃不完一定要放在冰箱冷藏。"柿饼有养心润肺、舒筋活络、提神补气、通便的功效，最适合他们从早忙到晚疲于奔命的工作人员了。

除了红薯和柿子，富含膳食纤维的还有蔬菜，比如蒜苗、西兰花、菠菜和芹菜。尤其菠菜，中医认为菠菜有通肠胃、利五脏、开胸膈、止渴润燥、下气调中的功能。大多数老百姓喜欢将蔬菜烹饪后再吃，但是，这样一来蔬菜中的大部分膳食纤维都在加热的过程中被严重破坏了，反而不能淋漓尽致地发挥作用。我平日里不喜欢温烫，喜欢将蔬菜以凉拌的方式来处理。

在我的餐桌上经常会出现萝卜和白菜这两种大众菜，这也是我用来通便的有效"武器"。萝卜是几千年来中国人最常食用的蔬菜之一。古书《尔雅》中的"莱菔"就是萝卜的别称。李时珍评价它是"乃蔬中之最有利益者"，这一评价也说明了萝卜的营养价值。萝卜就保健功能而言，最主要是防癌、抗癌。

白菜古时又叫菘，有"菜中之王"的美名，据说这还是齐白石老先生提出来的。齐老有一幅写意的白菜图，并题句说："牡丹为花中之王，荔枝为百果之先，独不论白菜为蔬菜之王，何也？"于是白菜荣登为"菜中之王"的美名不胫而走，并流传开来。白菜性味甘平，有清热除烦、解渴利尿、通利肠胃的功效，我在给肠道不通、大便秘结、排便不顺畅的患者开药时，经常加这么一味药——白菜，让他们回家煮白菜汤，辅助药物来吃。

除了萝卜和白菜，通便食物还少不了坚果类，比如核桃仁、松子仁、各种瓜子仁、杏仁、桃仁等。坚果类食物能起到润滑肠道的作用，对缓解便秘有一定好处。尤其核桃仁，宋代刘翰等《开宝本草》中记述，核桃仁"食之令肥健，润肌，黑须发，多食利小水，去五痔。"明李时珍《本草纲目》中记述，核桃仁有"补气养血，润燥化痰，益命门，处三焦，温肺润肠，治虚寒喘咳，腰脚重疼，心腹疝痛，血痢肠风"等功效。唐孟诜《食疗本草》中记述，吃核桃仁可以开胃，通润血脉，使骨肉细腻。《神农本草经》将核桃列为久服轻身益气、延年益寿的上品。

另外结合我本身是热性体质，我平时还会喝一种泻热通便茶，"二子麻仁茶"。这种茶可以保持"肠中常清"，肠中无滓。这种茶主要是由三种中药组成，这三种中药就是莱菔子、决明子和火麻仁。大便不通，浊阴就不能沉降，而莱菔子主要是用来沉降浊阴的，推动肠道里的糟粕并将其排出体外，莱菔子性微苦辛，具有消食除胀的显著功效，可以用于治疗大便秘结、饮食停滞、积滞泻痢、脘腹胀痛、痰壅喘咳等。决明子主要是用来润肠通便的，性味甘苦咸、微寒，具有清热明目和润肠通便的功效，可以用于治疗大便秘结，还可治疗高血压性头痛、痈疖疮疡、角膜溃疡、急性眼结膜炎、青光眼。火麻仁性平味甘，具有润肠通便之功效，常用于治疗血虚津亏、肠燥的便秘。现代研究证明，火麻仁富含油脂性物质，可以清火润肠。因为我是热性体质，所以我就选用莱菔子、决明子和火麻仁这三种药材配制成茶，开水泡后服用，此茶可维持肠道的正常功能，促使大便按时排出。这个茶配制的方法也很简单，具体做法就是取莱菔子、决明子、火麻仁各十克，放到干净的研磨罐里将其研磨。将研磨后的药材放到茶壶中，并在茶壶中倒入三分之一的沸水，静待十分钟，再将茶壶续满水，这时候茶就泡好了。每次喝到剩下三分之一时，再将茶壶续满水，再闷茶十分钟，以此循环来加水。

"二子麻仁茶"老少皆宜，不含糖分，即使患有糖尿病的人也可以喝。不过，有一些患者跟我抱怨，他们喝了几天这"二子麻仁茶"还没有见到通便的效果。我让他们别着急，心急吃不了热豆腐，这种茶的效果需要连续喝上十天左右才能显效。

其实要想治疗便秘，达到"肠中常清"和"肠中无滓"的目标，就必须从根上去治疗。这就要求人们在日常生活中不能缺少运动和喝水。所谓"生命在于运动"，肠道的健康也是同样的道理。你可以用我说的"一拍三揉"养生健身操来辅助改善便秘。同时，保证每天喝水足量，也可每天早上喝淡盐水，晚上喝淡蜂蜜水。这种"朝盐晚蜜"的喝水方式是一种从古到今广为流传的养生方法。淡盐水和蜂蜜水这两样东西可以祛除胃肠中积聚的热结，热结一除，便秘的烦恼也就迎刃而解。

以"温食"养肠胃

我的食养经验是：一不过饱、二不过咸、三不过甘、四不过肥、五不偏食，还有一条很重要的食养经验就是吃"温食"，也就是吃和体温相近的食物。这是我通过饮食来调养身体以达到治未病的方法中至关重要的一个，也是当我在年轻时意识到饮食养生的重要性时就开始遵循的一种养生方法。到现在我的胃口还算不错，消化能力也还行，并且我能够做到"肠中常清"，这主要归功于多年吃"温食"的习惯。

我吃"温食"的想法主要来自于孙思邈。孙思邈注重脾胃的保养，他在《千金翼方·养性》中指出："老人于四时之中，常宜温食，不得轻之。"又说："如其下痢，宜与姜韭温热之菜。"由此可见，孙思邈在看中"温食"养生保健作用的同时，还注重温食的治疗作用。

孙思邈认为的"温食"有两种含义。一是指饮食的温度要适宜，不能过冷，也不能过热。孙思邈在《千金翼方·养性》中指出："热食伤骨，冷食伤肺。"强调饮食过冷和过热都会对人体健康带来损害。那怎样的食物温度才是最适中的呢？孙思邈也给出了自己的标准，他认为如果饮食的温度可以达到"热无灼唇，冷无冰齿"，这就是最适宜的温度，也就是他所认为的温食的最佳温度。只是讲人体所感受到的最佳温度是远远不够的，孙思邈还从顾护脾阳的角度出发，划定了食物性味上的温食。他在《千金翼方·养性》里提到："鱼脍、生菜、生肉、腥冷之物多损于人，宜常断之。"也就是说，有些食物性味上属于寒凉食物，虽然在人们烹饪过程中可以加热，但是到了人体内还是会伤脾胃的，而中医认为"脾为后天之本，气血生化之源"，如果人们经常饮食过冷或吃寒性食物，对脾胃的伤害首当其冲，日积月累也会连累其他脏腑的正常功能，使人体内产生寒气和湿邪，久而久之，会伤及脾阳、湿阻中焦。

此外在饭桌上，中国人都喜欢说"趁热吃"，其实这样并不好。有些人平日里就喜欢吃烫嘴的食物或喝很热的开水或茶水，长此以往，发生食管癌、胃癌的风险就比正常人要高，而多吃"温食"的话可以保护人体五脏六腑，使脏腑功能可以正常运化，也可以延缓肠胃老化，助人延年益寿。

我喜欢吃"温食"也跟我的热性体质息息相关。一年四季，我常穿的衣服就那么几件，春、秋、冬天一件黑色外套，黑色裤子，夏天一件灰色的立领短袖。冬天天冷时加件灰色毛衣，从不戴口罩、帽子、围巾、手套，也不穿羽绒服、大衣、棉衣之类，更少穿棉鞋和棉袜子，只穿一双普通的厚鞋就感觉很舒服，二三十年都是这样过来的。不怕冷而怕热，这就是热性体质的人的特点。从中医的角度来讲，我是肠中有燥火，而"燥火内聚肠腹"容易产生一些肠道疾病，比如像我前面所说的便秘等。

肠中有燥火的人再加上长期吃温度高或者热性的食物，这就相当于给肠道再加了一把柴火，无异为雪上加霜，对人的脾胃也会产生一些伤害。进热食容易伤胃以及食管，时间久了容易患食管癌。胃为阳腑，如吃热食易助阳生火，伤及胃阴导致阴津耗伤，脾胃互为表里关系，最终导致脾胃阴虚，失于濡养而表现出口干舌燥、不思饮食等症状。贪食生冷又会损伤脾阳，导致脾阳虚失于温运，不能温暖胃肠，寒气自内而生，就会导致胃的受纳与降浊功能受到影响，以至于气血生化无源，使人体五脏六腑、四肢百骸、头目发肤失去濡养而发生病变。而脾失健运，不但其他脏腑组织得不到营养的供给，还会同时出现水湿内停，久蕴成湿热，或聚为水饮、痰浊等，这些都极容易引起和加重各种疾病，如眩晕、咳喘、胸痹心痛等，从而影响健康，加速衰老，缩短寿命。

为什么老年人吃偏温性的食物比较好呢？因为老年人脏腑功能减退，从中医的理论而言，就是阳气偏弱。进食偏温性的食物不仅滋脾养胃，还可以提高代谢和增加能量，补充偏衰的阳气，对于阳虚体质的人很有帮助。养生必须养阳，但善养生者，又必须保其精。因为精盈则气盛，气盛则神全，神全则身健。人要有了充沛的阳气才能够精神饱满、充满活力、身手敏捷、身体强壮。

我在家里吃饭有这样的习惯，饭菜端上桌来，我一般都要等上个十几分钟，在等着吃饭的这十几分钟里，我就坐在客厅的沙发上，看看书或读读报纸，等饭菜温了我再开始吃饭。吃的饭菜也不是什么山珍海味，全都是寻常百姓家的家常便饭。要说有哪些食物是特别的，那应该属茵陈了。我们陕西省盛产茵陈，所以我也就占了个近水楼台先得月的便宜。每年到了三月份，茵陈长得最好的季节，我就在家兴致勃勃地做起了茵陈菜团子，混合玉米面和洗干净的茵陈，两手一攥，就弄成一个菜团子。等盆里的玉米面和茵陈都各就各位，两不浪费，不剩面也不剩茵陈后，上锅蒸便大功告成了。还是那样，刚出锅的茵陈菜团子我是不吃的，要等到把它放温了才开始吃。我这么爱吃茵陈全是因为它有利尿解热的功能，还有一点，这样吃也是根据自己的体质来的。

除了吃茵陈菜团子，我平时还爱吃的蔬菜

就是白萝卜，一年四季都吃。吃的花样也多，既可以生吃，也可以熟吃、炒着吃、蒸着吃、烫着吃、凉拌着吃，变换出的菜样自然就多，还有一点，白萝卜中含抗癌成分，适当地多吃能够预防结肠癌和直肠癌。民间就有流传已久的俗谚"冬吃萝卜夏吃姜，不劳医生开药方"，这都是基于千百年来古人长期观察而得出的经验结论。但是不管怎么烹饪，我还是吃温的，并且很少吃寒性食物，这是我始终坚持的饮食原则。

中医讲"春夏养阳，秋冬养阴"，其实无论是春夏养阳，还是秋冬养阴，我们都应该吃"温食"。这样才能有利于肠胃的健康。

长寿秘诀：吃饭就吃七分饱

"吃饭要七分饱，少食多餐。"我最早是从母亲口中听到这句话的，当时谈到为何生活在苦难岁月的同村王大爷居然轻轻松松活过九十大关，她总结道："饭吃七分饱呗，"话尾还总是半是事实半是感慨地补充道："少吃多滋味啊。"在我看来，最后追加的这一句，可谓真理。

人吃多了，胃会难受。这道理不用别人耳

提面命地来嘱咐，自己就会深有体会。可来我这里看病的好多患者似乎对这个道理并不以为意，有的患者在有了第一次不舒适的经历后，不出多日，还会出现在我的诊室。我在问诊中，向他们了解了情况后才知道，原来好多患者都有吃自助餐的习惯。现在，自助餐文化如雨后春笋般在大街小巷遍地开花，光是我家附近就有三家自助餐厅。很多人吃自助餐，怕吃少了回不了本，就本着"扶墙进，扶墙出"的原则，吃坏了胃也不吃这个亏。好多人跟我说，在自助餐厅经常会听到这句话："已经撑破肚皮了，歇会儿再吃，没准儿再塞进一片肉。"非要等吃到心安理得后，挺着硬邦邦的大肚子在门口要健胃消食片才可。这种吃法不仅是对美食的变相浪费，更是对健康的不负责任。

吃自助餐吃到撑，这种现象现如今在人们日益注重养生保健的过程中渐渐减少，这无疑是一件好事情，也是我最愿意看到的。我提出的"肠中宜常清"，其中最重要的一项就是吃饭要七分饱，少食多餐，就跟我母亲说的那样，少吃多滋味。

我平时是怎么吃的呢？吃饭七分饱。七分饱后东西再好吃，我也会放下手上的筷子，绝对不多吃一口。时间久了，它就会成为你的习惯。脾胃为后天之本，吃多了，脾胃很容易受伤。要知道，脾管着人体的气血运化，人吃多了，运化功能并没有增加，时间久了，气血就容易供应不足，气血也会变得亏虚，人就会觉得全身困乏。胃就更不要说了，吃多了，就相当于给疲劳的马狠狠一鞭子，胃会更加累。中医里也有相应的解释，人经常吃多，身体就容易生湿生痰，再加上胃热，就会出现湿热被困在体内，排不出去，直接影响了中焦气机的畅通，从而导致消化系统的紊乱。

多吃了还容易怎么样呢？举个简单的例子。如果水道管堵了，怎么办？没有说把水道管扩大吧，只能通一通，血管也一样！堵着血管的这些东西叫什么呢？中医管它叫"血瘀、痰浊"，西医叫"自由基过多"，营养学叫它脂肪代谢的产物太多。总之是我们的脂肪、蛋白质一下子吃得太多了，脏腑来不及完成这么多的工作，形成的垃圾也就多了，废物多了，也就渐渐成为病邪。

人的身体就好像是一部时刻高速运转的机器，机器要工作，就必须要有足够的能量，我们吃的食物，除了维持人体正常活动外，剩下的能量就化为热量储存在体内。可是我们知道，人体这部机器需要的能量是有度的，每天能转化的食物也有个度。也就是说，这多余的热量慢慢地成为湿热。吃太多的食物，形成湿邪、湿热，这就是饮食养生的大忌。

有人调查了一千四百位六十岁到六十四岁的老人，发现每日吃两顿饭者有三分之一都患了心血管疾病，每日吃五顿饭者（总热量相等）只有五分之一患病。另有一份报告指出，每日就餐次数在三次或三次以下的人群，肥胖患者占 57.2%，胆固醇增高者占 51.2%，而每日就餐次数在五次或五次以上的人群中，肥胖病患者仅占 28.8%，胆固醇偏高者占 17.9%。专家们分析认为，空腹时间较长，造成体内脂肪积聚的可能性就增大。

少食多餐是我六十岁就已经在做的。少吃多餐就是把人体每天所需的能量分成多份，然后分多次摄入，但总体摄入能量不变。越来越多的证据表明，在促进肌肉增长和减少体脂方面，少吃多餐比多吃少餐效果更好。每天吃六餐或者更多餐，可以使身体更高效地消化食物，这样就能使你摄入更多的蛋白质，以及其他重要的营养物质。

每隔三个小时就进餐一次，可以使你的营养物质供应更平稳，更充足。这样做还能减少体脂储存的风险，促使你养成更健康的饮食习惯，使你能摄入更多的膳食纤维、蛋白质和水分。科学研究表明，每日多餐饮食营养物质被人体吸收的量要大于每日三餐吸收的量。

每日多餐，每餐少饮食，一方面可减少肥胖的发生，尤其是中老年人，随着年龄的增大，脾胃消化吸收、代谢的功能较年轻人明显下降，加之体内所需逐渐减少，所以，饮食的量应随着年龄的增长而减少，故以少食为好，少食还可预防其他一些疾病的发生。另一方面限食还具有抗自由基效应，推迟细胞衰老，对人的健康有利。所以，少食多餐既保证了营养的供给，还不会因热量无法被吸收利用而囤积！

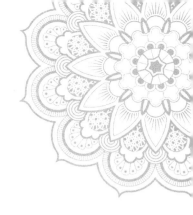

第五章

修身养性益人寿

九十三岁高龄打败肿瘤

三四年前我大便出血，起初差不多两个月一次，出血量也少，我就没往心里去。过了一年，虽然出血量依旧不多，但是出血次数逐渐变成一个月一次，有时甚至半个月一次。我从医多年，也知道出血总不是什么好现象，应该去医院做肠镜检查了，但我还是延误了。

肠镜有无痛和普通两种。做无痛肠镜需要

麻醉，过程中感觉不到痛，但是大夫不容易掌握轻重，弄不好还会导致肠穿孔。我之所以说我延误了做肠镜检查是因为我的一个学生，他给我讲了做肠镜时的经历，我听完的第一反应就是做的过程很痛苦。我学生选的是普通肠镜，他在做肠镜的前一天，吃了整天的流食。第二天上午，吃过泻药后，又喝了大量的水，足足有两三升，其间需要补充生理盐水和葡萄糖。到中午时他已经跑厕所很多个来回，饥肠辘辘。下午，他撑着虚脱的身子到肠镜科排队，听到里面痛哭呻吟的女声。终于轮到他了，做到三分之一时他再也忍受不下去了，几乎要休克，医务人员就给停了。他这才知道做肠镜有多痛苦。

因为这个学生的经历，我就把本应该做的

肠镜检查一拖再拖。三年后，有一次我到农村复查患者，中午大便时忽然大量出血，大约有五六百毫升，我这才意识到了问题的严重性。当时我就下定决心，回到城里一定要做个肠镜。做完肠镜后，病检结果显示是直肠癌，我心里咯噔一下，情理之中却在意料之外。

肠癌有早期的危险信号，如果你出现以下情况，一定要赶紧去医院做肠镜检查：

（1）大便带血或出现黑色粪便，或见脓血、黏液大便。

（2）大便形状的改变，如变稀、变扁或带沟槽。

（3）腹泻与便秘无规律的交替出现。

（4）腹胀、腹痛、食欲不佳、体重突然减轻，腹部或肛门处有肿块。

（5）近期内出现原因不明的贫血。

当初我已经觉察到大便出血是不好的信号，可一直拖着没去看，事到如今恶化为肠癌。我自己本来就是个大夫，所以知道有病不能怕，得治。考虑到我的年纪，很多大夫都建议我别做手术，最好保守治疗。可我自己一琢磨，病变已经有三年多了，保守治疗的效果恐怕不会太好，要想根治，最好还是接受手术。

说做手术就做，我也没有提心吊胆、忐忑不安。当大夫这么久，我发现受疾病威胁时，心态很重要。在恢复身体健康的路上，越是终日担惊受怕，对病情越不是什么好事儿。我们总说，面对癌症，有三分之一以上的人都是吓死的。其实，癌症不过是一种慢性疾病，并不是所有的癌症都会危及生命，只要配合大夫治疗，患者还是可以和癌症和平共处多年的，只不过我们首先要做的是调节自己的心态，学会如何正确对待它。保持一颗平常心，不急躁、不恐惧、不犹豫、不愤怒，这样病才好得快。

话说回来，我确定动手术后，医院的大夫们就开始研究我的手术方案。有一天，主治大夫兴冲冲地跑过来告诉我说，我的病不幸中有个大幸。我听得云里雾里的，怎么得了癌还有值得高兴的事儿？主治大夫见我纳闷，便跟我解释道，我的肠子很长，比正常人要长出二十多厘米，肠癌的病变组织正好长在这二十厘米中间。这样一来，把多余的肠子切掉，手术的风险比其他人要小得多。塞翁失马，焉知非福？没有直肠癌这档事儿，估计我这辈子都不会知道自己肠子还比其他人长一截。

　　把癌变的部位切除后，为了防止癌细胞复发和转移，我还在医院做了一段时间的辅助性治疗，最终癌细胞也没有复发和转移。身体在恢复过程中，不单没有吃药，更没有放化疗。手术之后恢复得很快，按理说，当时我已经是九十多的人了，术后一般都很难恢复，家人和学校的领导们都很担心，还给我配了一些陪护的人，生怕出什么问题。结果手术后三天，我就可以下地活动了。手术后第三天，我下地想舒展筋骨的时候，正巧我的徒弟带着他的同事来医院看望我。当他推开病房门的一瞬间，恰好看到我正在地上走路特别震惊。一般三四十岁的人做完手术后，都需要卧床五到七天，结果我三天就下床走路了，徒弟和他的同事都觉得惊讶。

术后我恢复良好，这说明我身体比较强壮。可身体强壮的我，怎么还能患上肠癌呢？

都说"忧患生于内，劳苦伤其外"，实际上，肠癌的出现与肠道的三种异常情况相关。第一种情况是燥火内聚肠腹，这时候会有一些症状表现，比如大便秘结，具体表现是排便次数减少（三到五天一次或一周一次）、大便性状干硬（有的像羊粪豆一样）、排便时间延长、排便时不易排出或并伴有出汗。还有比如腹胀腹痛、口渴、口臭、心烦意乱、小便少而黄和舌质红、舌苔黄。燥火内聚肠腹主要还是跟便秘有关系，我五十多岁时就有便秘，虽然通过做一拍三揉养生保健操改善了便秘的情况，但可能还是给肠道造成了一定的伤害。

　　肠道出现的第二种情况是肠腹有寒，寒分实寒和虚寒，分别对应不同的症状表现。实寒的症状表现是胃肠突然冷痛，遇寒加重，拒按、肠鸣、泄泻、舌淡苔薄白、脉弦紧。虚寒的症状表现则是胃肠隐隐作痛，受凉或受累后发作或加重，喜热饮、大便稀、四肢不温、没精神、口淡苔白、脉虚弱。实寒大部分都是由于身体受凉或者经常吃生冷的食物引起的，有这样情况的人平日里要注意在天气变凉时穿衣保暖，饮食上还要注意少吃生冷食物。另外，有虚寒的人可以多吃些热性食物，比如葱、大蒜、生姜和羊肉，在炖羊肉时加一些小茴香，以此来慢慢地改善自己的体质。当然也可以在平日里用热敷的方法来调节，比如给自己做一个热敷袋。这种热敷袋做起来很简单，只需要准备一斤食盐和半斤小茴香（厨房里用来做调料的那种就行），并将两种材料混在一起炒热装袋，再热敷于腹部就可以。平日里在家也可以用艾灸的方法来代替热敷袋，具体方法是点燃一根艾条，置于中脘穴或神阙穴上，每天早上或晚上灸上十分钟到二十分钟。

肠道出现的第三种情况是湿邪内聚肠腹，它的症状表现主要是脘腹胀满、食欲不佳、大便溏泄、舌苔厚腻。其中湿邪也分寒湿和湿热，有对应的不同的症状表现。寒湿的症状表现是口中没味、小便不利、大便稀薄、舌淡、苔白腻。湿热的症状表现则是口苦或口中黏腻、小便色黄、排出不利、大便脓血或有黏液、舌红或舌黄腻等。如果是寒湿的话，可以到医院找专业的中医大夫在三阴交和阴陵泉两个穴位上进行艾灸，也可以在家里自己按揉两个穴位。具体方法是按照人体穴位图找到这两个穴位后，顺时针和逆时针交替按摩两条腿上的这两个穴位三十到四十下，每天早晚各一次。如果是湿热的话，可以在平日里多吃醋，少吃盐，并吃一些苦寒的食物，比如苦瓜和黄连。如果感到吃黄连后身体不舒服，那你可以换成吃蒲公英（熬粥或泡水）或者薏苡仁，它们都是排湿热的好食材。

　　我的肠癌至少跟肠道出现的这三种情况中的一种脱不开干系，但是我能够在九十三岁高龄打败肿瘤，自然跟我多年的饮食习惯密切相关。谈及我的饮食养生之道，我将其总结为四个字，那就是"肠中常清"。我年过九旬，消化吸收仍很好，并不见大多数老年人常有的腹泻、便秘之症，这与我多年坚持的"肠中常清"是有一定关系的。

知足常乐：老来要做"不倒翁"

我小时候家里穷，父母成天为生计所烦恼，很少给我们兄弟姐妹几个买玩具。有一次我跟着母亲到村另一头的大姨家串门，进了屋看到大姨家的弟弟正在玩一个用木头做的胖娃娃。那个胖娃娃长得奇特，脸小肚子大，上轻下重，形似老人，扳倒后还能自动直立起来。我好奇地跑到弟弟身边，问这是什么？弟弟说这叫"不倒翁"，是他爸爸刚从省城给他带来的新玩具。
我一时好奇向弟弟讨过来玩，当我把"不倒翁"
推倒后，它便迅速恢复到了初始状。我感到奇
怪极了，又重复了刚才的动作，还是一样。这
时大姨看到了，走了过来，和蔼可亲地对我说：
"诚杰，你仔细想想，它为什么叫'不倒翁'呢？
就是因为它永远不会倒下啊！"

　　"不倒翁"在我儿时记忆里只是心心念念
想要得到的一款玩具，可在岁月更迭中，它的
形象在我心中却慢慢地发生着变化。现在我每
每看到它，总能产生一种平和之感，这种感觉
是来源于"不倒翁"在经历外界的那些伤害时，
自己总能够凭借自身的重量经受住外界张牙舞
爪的打击所表现出来的宠辱不惊的态度。我觉

得人也应该这样，就像我过去听的一首养生谣所唱的那样："日出东海落西山，愁也一天，喜也一天。遇事不钻牛角尖，人也舒坦，心也舒坦。领取几许退休钱，多也不嫌，少也不嫌。少荤多素日三餐，粗也香甜，细也香甜。新旧衣衫不挑拣，好也御寒，赖也御寒。常与知友聊聊天，古也谈谈，今也谈谈。全家老少互慰勉，贫也相安，富也相安。内孙外孙同待看，儿也喜欢，女也喜欢。早晚操劳勤锻炼，忙也乐观，闲也乐观。心宽体健养天年，不是神仙，胜似神仙。"

生活中我们可能做不到"胜似神仙"那样的心宽体健，可是可以试着去做一个笑口常开的"不倒翁"。不是有个顺口溜这样说嘛："笑一笑，十年少，愁一愁，白了头，笑口常开，青春常在。一个小丑进城，胜过一打医生。遇事不恼，长生不老。不气不愁，活到白头。情极百病生，情舒百病除。常说常笑，阎王不要。信心是半个生命，淡漠是半个死亡。人生最难得的是快乐，而笑是一切快乐的源泉。"

我平日里就是一个喜欢笑的人。有患者偷偷跟我徒弟说："看到郭老后我的病就好了一半，再见到郭老对我笑，我的病就好了百分之七十。"你看，赠人玫瑰手有余香，大夫的笑有时候就是这朵香味扑鼻的玫瑰，而这朵玫瑰就是一味灵丹妙药。有一次一位患者脾气非常暴躁，在问诊的过程中，他总是不耐烦地说自己全身都是病，这进一步加大了问诊的难度，不过我依然笑着对他说："没事儿，你慢慢说，你哪里不舒服，哪里最让你难受！"见我脸上总是挂着善意的笑容，患者也就不好意思不耐烦了。

除了经常保持微笑外，知足常乐的生活态度也很重要，可以说它是养生的内在保健操。要想练好这套特殊的保健操，就要在生活中学会动静结合。什么是动静结合呢？静就是指可以丰富学识和积累经验。在生活中我是一个安静的人，闲暇时最大的爱好莫过于阅读、练毛笔字、收藏。我爱阅读经典医学书籍和报纸，这两样东西成了我学习过程中的良师益友。我阅读完的报纸，尤其是《健康报》，只要在阅读过程中能有所得的，我一律保存下来，这是我多年来养成的习惯。由于每版报纸上并不是所有的内容都值得保留下来，所以我只把报纸上写得精辟、有用的地方做成简报，摆在客厅的书架上，方便我随时取来重读。除了报纸，我在家里还收藏了大量的病例，那些都是我治过的有代表性的病例，大致估计一下，我完完整整记录、保留下来的有两千多份，这算是我做了一辈子大夫所保留下来的最大财富。

说完静，那动是指什么呢？动就是指可以开展一些开阔视野、敞阔心胸、丰盈内心的活动。我年轻时走遍了大江南北，到了晚年也没有闲着，八十多岁时我独自一人花了一个月的时间把南疆大沙漠跑了个遍，还独自一人游历了欧洲七国，一游就是二十多天。旅游让我有机会可以了解到各国的风土人情，这大大地开阔了我的眼界，使我的心胸豁达。

在一动一静间，我的生活丰富多彩起来，这让我感到很满足，就跟不倒翁似的，遇事不惊，凡是总是乐呵呵的，世界上所有的不公平和不快乐自然烟消云散。我总是教育自己的子女和徒弟们，遇事心胸一定要放宽，年轻人要奋斗，追求财富和地位，这种努力没有错，但一定要爱惜自己的身体。活到我这岁数，我算是想开了，世界上任何事情都是相对公平的。当感受到不公平待遇时，就要想一想，比自己还不如的人现在是怎样的境况。每个人都有七情六欲，我也是，当我遭遇不公平的待遇，感到愤愤不平时，我都会想起自己最欣赏的一幅壁画。这

幅壁画的内容是这样的：为首者是高官坐着轿
子，其次是小官骑着马，再次是有钱人骑着驴，
然后是挑着担子做生意的，再然后是推着小车
下苦力的，最后面是衣衫破烂双腿残疾的乞丐
在地上爬行。可谓是三六九等，境遇各自不同。
中间那个骑驴者回头频频张望，他似乎在想：
别人骑马我骑驴，比上不足，比下有余。再看
到位于最后衣衫破烂的乞丐，其实他不但是乞
丐，还身有残疾，他的双腿无法站立，但他并
不灰心，依然艰难地在地上爬行，因为在他身
后还有一座坟墓，所谓"好死不如赖活着"。
最后那座凄凉的坟墓也似乎在告诫人类：纵使
生前繁华似锦，到最后也不过是一抔黄土掩枯
骨罢了。这幅壁画叫作《知足常乐图》，是陕

西渭南市白水县为了纪念文字始祖仓颉而建的白水仓颉庙里我认为最精妙的一幅画。每次遇到心有不甘的事情时，只要想到这幅壁画，我都会释然不少。

知足常乐，这是老年人最应该有的心态，也是我延年益寿的长寿秘诀，只有心胸开阔，动静结合，自得其乐，才能保持精神愉快，从而最大程度上减少疾病的发生。

修身养性从不生气做起

有一次我给一位患者看病，他刚进来就将一沓厚厚的病历本摔在我的桌子上。我给别人看了几十年的病，这种来势汹汹的患者还是头一次见，我在一头雾水的同时心里不免犯嘀咕，自己是不是得罪过这位中年男子。当时跟我一起出诊的还有几个弟子，他们见情势不对，赶紧站了起来，要将这位不太礼貌的患者请出去。

我想，遇到问题就要解决问题，逃避是没有好处的。我让几个弟子沉住气坐下，并问那位患者有什么事情。

那位患者用手指敲了敲那沓病历本，不耐烦地说："你先说你能不能看我的病吧！我已经为了这个病东奔西跑去了很多家医院，其他医生都看不好，你要是看不了就提前告诉我。"

俗话说："忍得一时气，免得百日忧。"遇到这种蛮不讲理的患者，我们做大夫的只能心平气和地跟患者做良好的沟通，不能跟他生气，也不能跟着态度强硬。我打开这位患者的病历本，看到上面写满了诊断结果，总结下来，他十之八九得的是胃病。我看了看他的舌头，发现他舌质发红，舌苔厚腻，这是胃火旺盛的表现。另外，他还说自己经常胃疼、口臭口苦、老想喝水，特别是凉水，并伴有烦躁、口舌生疮、睡眠不好、小便发黄、大便偏干等症状。我又诊了诊脉，观察到他的鼻翼两侧发油，脸上还长有痤疮，这更加坚定了我的诊断结果：这位患者胃火、心火过盛。我给这位患者开了由金银花、连翘、大青叶、麦冬、莲子心等药材组成的方子，并让他回去先喝上一个疗程，等过两个星期再来。

两个星期后，这位患者又来了。这次来看病，他的态度较上一次明显缓和了很多。他说自从吃了我的药后，他往日里烦人的毛病减轻了不少，心里对我不胜感激。我又给他开了几个疗程的药，在我的调养下，他的病渐渐好多了，后来逢年过节就来看望我。在接下来与他相处的日子里，我发现这位患者本性并不坏，只是脾气不太好，所以才有了第一次见面时的"不礼貌"。

中医认为，人体外在的不适很可能是内在的五脏六腑出了问题，而生气只会雪上加霜。为什么这样说呢？中医认为，气郁五脏。生气对心、肝、脾、胃、肾都会造成影响。那么，生气会引发人体哪些方面的不良反应呢？

皮肤会长色斑。生气伤皮肤，经常生闷气会让你颜面憔悴、色斑增多。当人生气时血液大量涌向面部，这时的血液中氧气少、毒素多。而毒素会刺激毛囊，引起毛囊炎，产生色斑等皮肤问题。美国的医疗人员对5000名脸上长色斑的女性展开的研究也证实了这一点。当这些女性处在情绪的低谷时，任何药物对色斑的治疗都显得不尽如人意，而当其中一些女性的人际关系得到改善时，她们的色斑可以不治自愈。

再就是引起胃溃疡。生气时脑细胞会工作紊乱，引起交感神经兴奋，并直接作用于心脏和血管上，使胃肠中的血流量减少，蠕动减慢，食欲变差，严重时会引起胃溃疡。

同时，也会加快脑细胞衰老。生气会加快脑细胞衰老，减弱大脑功能，而且大量血液涌向大脑，会使脑血管的压力增加。这时血液中含的氧气最少，愤怒时思维混乱就是大脑缺氧的明证。脑血管压力过大，还可能导致脑出血。

最后，生气对脏腑组织损害也不容小觑，比如伤肝，生气时机体会分泌一种叫儿茶酚胺的物质，作用于中枢神经系统，使血糖升高，脂肪分解加强，血液和肝细胞内的毒素增加。人在生气时最好马上喝一杯水，水能促进体内的游离脂肪酸排出，还可以减小它的毒性。伤肾，经常生气的人，可使肾气不畅，易致闭尿或尿失禁。伤肺，情绪冲动时，心脏对氧气的需求增加，肺的工作量骤增。同时由于激素作用于神经系统，使得呼吸急促，甚至出现过度换气的现象，肺泡不停地扩张，没时间收缩，也就得不到应有的放松和休息，从而危害肺的健康。损伤免疫系统，人生气时，大脑会命令身体制造一种由胆固醇转化而来的皮质固醇。皮质类固醇是一种压力蛋白，如果在身体内积塞过多，就会阻挠免疫细胞的运作，让身体的抵抗力下降。

　　但是，生活中说不生气容易，做起来却相当难。实际上，要克服易生气的毛病还是有一些行之有效的办法的。首先，静下心来，思考一下自己生气的原因，学着分析自己说过的话和行为举止，找出生气的关键，并总结一下哪些话该说，哪些话不该说，哪些事该做，哪些事不该做。告诫自己以后应该注意些什么，从过往中吸取教训。要知道，急躁、生气比岁月更容易使我们的皮肤衰老。其次，尝试着换位思考，学会倾听、学会思考，很多事情不是着急就能解决的，慢慢地养成三思而后行的处事习惯。最后再调整心态，遇到问题保持冷静，知道着急是不理智的，该发生的事情不会因为你的急躁而有丝毫的改变，甚至会适得其反。

还有重要的一点是，用知识改变自我，不断丰富自己的阅历。养成善于学习的好习惯，善读书、读好书。读书能陶冶情操、提高涵养，还能使心胸变得宽广，让人明辨是非。圣人言：

"书犹药也，常读之可以医愚。"管住自己的嘴，世上最愚蠢的行为就是用嘴巴伤人。学会先处理自己的心情，再去处理事情，学会与他人相处，怀着一颗平常心，尝试做一些需要耐心和韧性的事情，磨练自己的意志。切记：只有学会克制自己，才能驾驭自己，才能成就自己。

闲不住的"90后"

　　每个星期的周二和周五是我坐诊的日子，也是我最精神奕奕的两天，每到这两天的早上，我都会早早地起床，等着司机到楼下来接。我出诊的房间在医院的四楼，这对我来说未免有些麻烦，因为门诊前有很高的台阶，我腿部有旧伤，力量不足。每次拾级而上，我都要依靠手臂的力量将自己拽上去，虽然略感辛苦，不过我还是愿意每周上班。我九十七岁高龄依然坚持在临床第一线，耐心倾听每一位患者的诉述。家人在知道我这一年来每走二百米就要休息后，为了我的健康多次建议我减少上班次数，都被我严词拒绝了，全是因为我牵挂我的患者们。都说"医者父母心"，这可能是我常年来养成的一种职业病吧！

我总觉得，一个大夫如果缺乏仁心就没有仁术。目前中医事业发展势头很好，针灸现状也很可观。可还是有些大夫在仁心上稍有欠缺，小病看成大病，不该用这药的用这药，不该住院的住院，不该注射的注射。大夫有了仁心才能想患者之所想，急患者之所急，想办法把病治好，帮患者少花钱。欲得仁术，先立仁心，这是我在六十多年行医施药的过程中一直坚守的原则。别人都说我医德高尚，医术精湛，但我从来不敢以"名医"自居。我现在每个周二和周五的上午出半天门诊，只需要看十个患者，遇到从远处来的或者家里有困难的，我也一一应下来。多数患者不富裕，我都尽量用有效且便宜的药物。每遇刮风、雨雪天，我都要延迟下班，担心路远的患者还没看病就顶着恶劣的天气回家，可能病上加病。我在给患者治疗时，耐心地去跟他们交谈，倾听他们说话。我一直认为人是有情的，倾听、交谈也是治愈疾病的方法。

一日为医，终身为仁，治病救人是大夫的职责，患者找我看病就是对我的信任和期望，我不能让人家失望，所以我始终把患者放在重要的位置。记得有一次有一位重要的领导来看望我，名医馆的馆长就跟我说："有位领导要来看您！"当时我正在给一位患者看病，只能回绝他，不好意思地跟他说："等一会儿啊，我把这个患者先看完。"还有几次，要录节目，由于节目组的时间紧张，要求提前录。我还是以同样的话拒绝了他们："等患者看完了再录！"永远把患者放在第一位，这是大夫对自己最基本的要求，也是我最想让徒弟们学到的重要一点。要想让他们身体力行去做，我唯有在言传身教中给他们树立榜样，否则，我自己都做不到，凭什么要求其他人做到呢？

　　我还想让徒弟们懂得的一点就是做大夫的

不能老是想着名、图着利，生活过得去就行，这样才能有仁心，施仁术。"为医必铸仁心，方能施仁术。术精勤，方可除疾病。诊治勿视贫富，勿欲名利，勿鄙视他医。人命千金，勿枉为之。"以前医院条件非常简陋，并没有现在的名医馆，我只能在门诊一个很狭小的房间里工作。有一个徒弟跟我说这里条件太差，当时我就对他说："只要能看病就行，我一生的追求就是为患者服务。"打那以后，那个徒弟才慢慢意识到做大夫什么才是最重要的。还有，我发现徒弟中有的人不太注意患者是打哪里来的，这在给患者看病的过程中是一个不容忽视的小细节，可他们却经常不会主动去问患者这个问题。我记得有一位患者大老远从延安来，

　　当时他是中风后遗症，半身不遂，想让我给他针灸。见到他的第一面，听他的口音不像是我们本地人，我就问他来自哪里，他说是从延安坐火车来的。我一听延安，那可距离咸阳三百多公里呢，我就对他说："那就今天扎一次，我把穴位写上，你回当地找一个针灸大夫给你扎，免得你跑路，你太不方便了！"这位患者激动得快要流下眼泪来，因为从来没有一个大夫这么做过，考虑他的不便，还破例给他处方。询问每个患者来自哪里，然后根据患者的远近和方便程度进行施术，这种再平常不过的"顺手的事儿"，在很多大夫那里却成为难得的善举，这才是最不正常的。

　　我经常教育我的徒弟和学生们，做大夫，

首先想的不应该是怎么成名，怎么能够赚钱，在大脑里第一跳出来的念头应该是想着怎么提高医术，怎样把病看好，怎样提高业务，为这个社会做点贡献。有一次我给一位患有乳腺纤维瘤的患者针灸，扎完针后，患者还没有交费。我的一个徒弟在给患者拔完针后，就让她去交费，当时就被我拦住了。我想，给徒弟们成天讲大道理，他们在遇到具体情况时不一定能够想起来我所讲的，那些大道理只能起到蜻蜓点水的作用，唯有我亲身示范，他们才能记住。于是我对那个徒弟并没有讲什么大道理，而是说："这是一个特殊病例，我们扎着观察一下，况且她家庭条件也不好，就不收费了！"后来我这个徒弟在自己看诊的时候，也不计较每个患者治疗费交了多少，而是只关注治疗效果怎么样。

我对徒弟们严格要求，对学生们也是如此。学生时代是积累知识最好的时期，况且中医博大精深，五年的学习时间远远不够。我学了大半辈子中医，到现在还觉得自己有很多知识没有学过来，真是应了那句老话："活到老，学到老。"在我刚给学生们上课的那几年，即使讲两节课，我也要提前准备很长时间，所谓"台上一刻钟，台下十年功"，中医尤其是这样。况且很多中医书籍都是古书，生僻字多，我要成天思考这些问题，饭都吃不下，大把大把掉头发。1960 年，陕西中医学院开设针灸科，但那个时候，全国还没有一本系统的针灸学教材。

为了给学生讲课，我开始钻研针灸学，独自一人编写出了一本针灸教材。到现在，我还经常详研精读经典医籍，上至《素问》《灵枢》，中及《难经》《伤寒杂病论》，再有《针灸甲乙经》《千金要方》《明堂孔穴》《针灸大成》等，至今仍谙熟于心。在我家的客厅里，一面墙的书柜中整齐地摆放着各种医书，还有一本本书写工整的读书笔记。对于书中许多精辟观点，重要段、句，我都能熟记背诵。

我对自己要求高，也会要求学生们这样做。在带研究生时，我和学生们约定好每晚到图书馆固定的位置一起看书。有一天下雨，我到学校图书馆时发现没有一个学生在，当时已经是晚上九点钟了，我打着一把伞跑到男同学的宿舍。果然，当我敲开他们的门时，发现他们都躺在床上优哉游哉地打游戏。看到自己的学生们正值大好年华，却总是变着法偷懒找借口，沉湎游戏，我难掩内心的失望，对他们说："下点雨有什么大不了的，我一个老头子都能克服，你们一个个年轻力壮的就克服不了吗？"他们立刻从床铺上下来，从书包里取出书开始学习。在他们下教研室期间，按学校规定，老师和学生都在一间办公室里工作，当时我经常是来的最早，走的最晚。在这种学习浓烈的气氛中，他们也效仿起来，一头扎进中医的世界里，渐入佳境。

很多学生在毕业后回到母校看望我，在闲聊中，他们无一不提及当年我对他们严厉的管教，都纷纷对我表示感激。离开学校进入社会之后，他们都明白了我当年的良苦用心。医者以治病救人为己任，一方一药都关乎患者的生命健康，不精进求学怎可担此大任。

人要想做成一份事业，热爱它就能做好，不热爱很可能就做不好。九十七岁，早已过了退休的年龄，可我就是一个"闲不住"的老头，一个热爱中医事业的老中医！都说："男怕入错行，女怕嫁错郎。"在中医事业上奋斗一辈子，可能是我活到现在最大的幸运吧。

练习书法使人长寿

第二届"国医大师"表彰大会在人民大会堂举行，作为获得"国医大师"光荣称号的全国三十位名老中医中的一个，我有生以来第一次有机会走进人民大会堂这座高大雄伟的建筑。

国医大师的评选有这样的特点：人选必须是省级名中医或全国老中医药专家、学术经验继承工作指导老师，除此之外，还要满足五个条件才能成为候选人。第一，热爱国家和人民，品德高尚，遵纪守法，并获得社会广泛赞誉；第二，热爱中医药事业，具有强烈的责任感和使命感，为发展中医药事业做出突出贡献；第三，中医药理论造诣深厚，学术成就卓越，学术思想或技术经验独到，在全国及行业内具有重大影响；第四，从事中医临床或中药工作55年以上，具有主任医师或主任药师专业技术职务任职资格，经验丰富，技术精湛，在群众中享有很高声誉；第五，无私传授独到的学术经验，积极培养学术继承人。单凭第四个条件就可以看出，被评为"国医大师"的人都是长寿之人。全国有三十位名老中医获得了"国医大师"的荣誉称号（追授一位维吾尔族的名老中医巴黑·玉素甫"国医大师"荣誉称号）。在国医大师表彰大会上，获奖的名老中医平均年龄在80岁，年纪最小的68岁，最大的102岁，都是长寿老者。

离颁奖仪式开始还有一段时间，我跟旁边的两位老中医聊了起来。我才发现，他们平日里都有一个跟我相同的爱好，那就是书法。同是中医大夫，又爱书法，可以称得上是志同道合。我想，坐在我旁边的这两位大师如此长寿，跟常年练习书法不无关系。古人强调"养生莫若养性"，养生之道的核心就是养性。这里的养性主要是指道德修养和生活情操的陶冶，我自己就深有体会，用平静的心看世界，抛去了对世俗名利的追求，心中自然开阔豁达。用平淡之心处理平常之事，不以物喜，不以己悲，自然可以享受恬淡虚无的晚年。我在退休后，除了热心于出诊和绘画收藏外，还像那两位大师一样喜欢书法，这些活动不但有养性的效果，还丰富了我晚年的生活。

广泛的兴趣可促使老年人脑细胞始终处于活跃状态，延缓大脑的衰老，同时也可开阔心胸，陶冶情操。经常练习书法，正是让我在耄耋之年依然乐观、朝气勃勃的原因之一！我国书法家历来寿者多，虞世南81岁，欧阳洵85岁，柳公权88岁，文征明99岁……我国著名的书法艺术家黄若舟老先生说："老年是人生较成熟的阶段，几经风雨，思想更趋于深沉。"挥毫泼墨之际，舒散怀抱之时，心无挂碍，心平气和，心情舒畅，保持心理平衡，便怡然自得，持之以恒，乐此不倦，乐在其中，有利于心身健康，这是健康与长寿的要素。由此可见，书法确实起到了养生的作用。

练习书法最显而易见的好处就是它可以让人变得心平气和和充满耐性，而这两者正是我们现代人最缺乏的品质。我们生活在一个信息爆炸的时代，几乎所有人无时无刻不要面临铺天盖地的各种信息，这样人们很容易变得心浮气躁。通过练习书法，可以在很大程度上缓解情绪上的焦躁。常言道："宁静致远，静能生智。"练习书法可以修身养性。

练习书法还有养生保健的效果。古人云："写字用于养心，愈病君子之乐。"养心是养生的最高境界，经常练习书法的人总是有意识地去丰富学识，在追求这高雅的艺术过程中，身心愉悦，自得其乐。人在写字时"不思声色，不思得失，不思荣辱，心无烦恼，形无劳倦"，既放松了身心，也活动了大脑。

我们经常听到大人在教育孩子时会说一句话："要站有站相，坐有坐相。"爸爸妈妈说的这个"相"是什么呢？相，其实是指姿势。练书法的人都知道，在铺上宣纸，提起那支毛笔时，就要注意姿势了。在站立之时，要胸张背直头端正并稍微向前倾斜，双脚要自然放开与肩同宽，两肩均要平直，使胸与肺有足够空间去舒展。

等把姿势摆好了，就可以开始写字了。我

们平时写字主要靠三个手指头的力量，而写毛笔字则是靠手腕的力量。手腕发力运用笔管，往复伸屈，这就与我国传统医学中的推拿按摩有异曲同工之妙。

在运笔过程之中，通过五指执笔，反复活动五个手指来调和气血，活络关节，平衡阴阳。这有点像武侠小说中所写的武功修炼。在练习书法的过程中，全身都能活动到。你可能会说，只是练个书法，真有那么神奇吗？

"作书能养气，也能助气。"练习书法时，人必须排除内心杂念，提笔凝神，调动全力，倾注纸上，抒胸中气，散心中郁。这对于修身养性的人来说，可能是最好的修炼方式了。

练习书法不仅能给人以美的享受，还是养

生保健的有效方法。当然，练习书法只是通往健康和长寿路上的一小步，要想拥有一副健康的身躯，实现长寿的愿望，还要从饮食、运动、情志、生活起居上下大功夫。但无论是哪一方面，都必须符合"和于阴阳，调于四时"，使人体生理节律协调，并与四时变化的节律同步，这样才可以达到养生保健防病的目的。

图书在版编目（CIP）数据

大国医 一拍三揉养生经 / 郭诚杰著. -- 长沙 ： 湖南科学技术出版社，2018.9

ISBN 978-7-5357-9703-2

Ⅰ．①一… Ⅱ．①郭… Ⅲ．①按摩疗法(中医) Ⅳ.①R244.1

中国版本图书馆 CIP 数据核字(2018)第 026756 号

DAGUOYI　　YIPAISANROU YANGSHENGJING

大国医　一拍三揉养生经

著　　者：郭诚杰
策划编辑：陈　刚
责任编辑：何　苗
文字编辑：赵春杰
出版发行：湖南科学技术出版社
社　　址：长沙市湘雅路 276 号
　　　　　http://www.hnstp.com
湖南科学技术出版社天猫旗舰店网址：
　　　　　http://hnkjcbs.tmall.com
印　　刷：湖南凌宇纸品有限责任公司
　　　　　（印装质量问题请直接与本厂联系）
厂　　址：长沙市长沙县黄花镇黄花印刷工业园
邮　　编：410013
版　　次：2018 年 9 月第 1 版
印　　次：2018 年 9 月第 1 次印刷
开　　本：880mm×1230mm　1/32
印　　张：6.75
插　　页：4
书　　号：ISBN 978-7-5357-9703-2
定　　价：45.00 元
（版权所有·翻印必究）